Dʳ Gaston LOYGUE

Médecin stagiaire au Val-de-Grâce

ÉTUDE MÉDICO-PSYCHOLOGIQUE

SUR

DOSTOÏEWSKY

Considérations sur les états morbides liés au génie

Être trop conscient, c'est être malade.
DOSTOÏEWSKY.

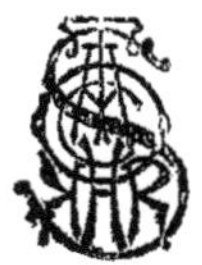

A. STORCK & Cⁱᵉ IMPRIMEURS-ÉDITEURS. LYON

PARIS, 16, rue de Condé, près l'Odéon

1904

A MADAME VEUVE A. DOSTOÏEWSKY

Hommage respectueux.

A MONSIEUR LE DOCTEUR BAJENOW

Professeur agrégé à l'Université de Moscou,
Médecin en chef d'asile privé d'aliénés à Moscou,
Professeur à l'Université nouvelle de Bruxelles
et à l'École russe des hautes études sociales à Paris.

A M. LE VICOMTE E. MELCHIOR DE VOGÜÉ

Membre de l'Académie française.

A MONSIEUR LE PROFESSEUR GRASSET

Professeur de clinique médicale à l'Université de Montpellier.

A MON PRÉSIDENT DE THÈSE
Monsieur LE PROFESSEUR LACASSAGNE

Professeur de médecine légale à l'Université de Lyon,
Officier de la Légion d'honneur.

Vous me fûtes hospitalier, mon cher Maître, autant en votre demeure qu'au Laboratoire de la Faculté où vos leçons magistrales m'apprirent à aimer la médecine légale et me « délièrent l'esprit ». Je me souviens, comme d'un plaisir plus personnel, de votre causerie aimable et familière, qui me valut de profitables retours sur moi. Vous m'avez inspiré ce sujet d'étude et encouragé de vos conseils. Vous me faites aujourd'hui le grand honneur de présider cette thèse et d'accorder votre indulgence à ce modeste travail. Mes remerciements ne sauraient m'acquitter de la dette de reconnaissance que votre bienveillance me constitue; vous permettrez que l'échéance définitive en soit plus lointaine...

Dr Gaston LOYGUE

Médecin stagiaire au Val-de-Grâce

ÉTUDE MÉDICO-PSYCHOLOGIQUE

SUR

DOSTOÏEWSKY

Considérations sur les états morbides liés au génie

Être trop conscient, c'est être malade.
DOSTOÏEWSKY.

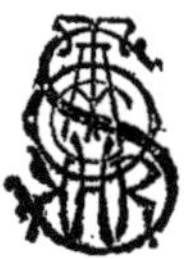

A. STORCK & Cie IMPRIMEURS-ÉDITEURS. LYON
PARIS, 16, rue de Condé, près l'Odéon

—

1904

A MON AMI FERNAND LIBERGE

Pour ses belles qualités de cœur.

A MON MAITRE ARTHUR LE BRET

Professeur de philosophie au Lycée de Niort.

En souvenir d'une année unique de labeur commun, d'efforts convergents vers le devoir et la vérité. Je dois à son enseignement savoureux une initiation directe à la lutte déclarée contre le mensonge et les sophistications, la joie qui est inséparable d'une belle conception de la vie. Je lui renouvelle ici mes remerciements, l'expression de ma sympathie, vive, profonde, cordiale.

21

750

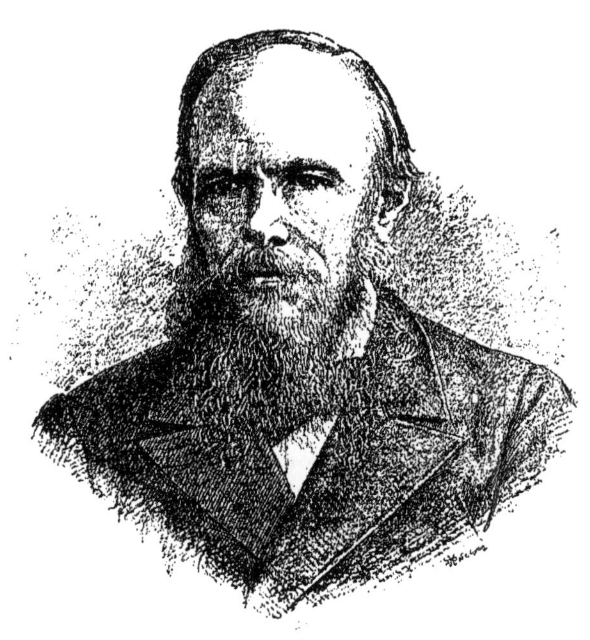

INTRODUCTION

——

I. — Nous présentons dans les pages qui suivent
l'observation de l'état mental de Dostoïewsky, avec
le même soin que nous aurions mis à rédiger un rapport médico-légal sur tel sujet qui eût été soumis à
notre examen. Il s'agit seulement ici d'un cas un peu
spécial. Dostoïewsky serait « prévenu » d'avoir
accompli une carrière de génie, ayant décrit avec
l'exactitude d'observations cliniques et sans le
secours d'aucune éducation médicale antérieure, en
un temps où ces questions ne se posaient pas, des
types psychopathiques que la psychiatrie contemporaine vient à peine de définir. Or, ce fut encore un
malade, épileptique, comme on sait, mais tourmenté
aussi de petites infirmités moins bruyantes. Il y a
lieu de chercher le rapport qui relie l'homme à son
œuvre, l'homme malade à l'homme de génie, d'analyser cette conscience supérieure qui lui a permis
d'observer et de réunir des faits entre lesquels l'on
commence à peine aujourd'hui à s'apercevoir de
quelques rapports.

Aussi bien l'intérêt de ce genre d'étude n'apparaît

pas seulement tout entier dans la curiosité de l'origine psychologique d'une grande découverte, dans
la recherche de la psychogenèse du génie, mais
encore dans cette nécessité où se trouve le biologiste,
pour comprendre les conditions de pensée d'une
époque, et en fixer les acquisitions, de connaître
l'évolution à travers les âges et les civilisations des
phénomènes conscients. Les hommes de génie qui
résument dans leur inspiration les consciences et les
efforts individuels en les dépassant, jalonnent la
route, marquent les étapes successives du progrès
humain. Ainsi que l'a dit Carlyle : « L'histoire du
monde n'est que leur histoire même ». Ou, selon le
mot d'Auguste Comte : « Ce sont les grands types
de l'humanité. »

II. — Pour ce qui est du principe positif, dont cette
thèse se réclame, c'est bien au médecin qu'il appartient d'étudier la psychologie de ces grands personnages, d'en comprendre les maladies, d'en interpréter
les actes quelquefois incohérents ou bizarres, souvent caractéristiques de formes morbides détermi-
nées, de faire la part de ce qui est sain et de ce qui
est morbide, sans s'égarer dans des explications
mystiques ou tendancieuses... On saisira mieux
l'intérêt scientifique de ce travail en relisant les
études publiées sur Dostoïewsky par des critiques
littéraires, l'article d'Arvède Barine dans la *Revue
Bleue* (1), le roman russe de M. E. Melchior de Vogüé,
le livre récent de Merejkowsky sur Tolstoï et

(1) Numéro du 27 décembre 1884.

Dostoïewsky. On appréciera le but particulier de la thèse, principalement dans les chapitres consacrés à l'épilepsie, à l'œuvre, au génie, dans les conclusions... Ce n'est point du reportage, un essai purement littéraire ou anecdotique, mais une observation médicale sur un cas remarquable de psycho-pathologie.

Cette observation ne saurait prétendre être complète et sans défauts. Beaucoup de renseignements nous ont manqué, soit qu'ils n'aient jamais été recueillis, soit que nous n'ayons pu avoir accès auprès des personnes qui les détiennent. Il semble, d'autre part, que les amis intimes de Dostoïewsky, qui ont écrit sa biographie, aient été avant tout respectueux de la mémoire du défunt, uniquement admiratifs... « Un esprit aussi délié, aussi pénétrant que Strakhow, s'il ne l'ennoblit pas, simplifie d'une manière exagérée la personnalité de Dostoïewsky, l'adoucit, l'émousse, l'affine... (1) ». Enfin, il est des détails biographiques, connus par ailleurs, sur lesquels la déférence qu'exige un culte attendri, le respect qui est dû à des susceptibilités légitimes, ne permettent pas, à l'heure actuelle, qu'on insiste. Nous souhaitons que ce premier effort provoque des apports successifs, qui achèveront le portrait physique et moral de Dostoïewsky.

Nous devions, du reste, nous heurter à des difficultés d'autre nature.

Notre ignorance de la langue russe et l'incapacité où nous nous trouvions de diriger nous-même nos lectures nous a rendu longue et pénible la première

(1) MEREJKOWSKY, *loc. cit.* p. 127.

partie de notre travail : la traduction des notes biographiques, de la correspondance, du *Journal d'un écrivain*. Sans doute, nous avons dû passer sans les voir à côté de bien des notes précieuses.

Peut-être devons-nous aussi par avance nous justifier d'un reproche qu'on ne manquerait pas de nous adresser : cette entreprise sur une âme russe est-elle si hasardeuse? Sans doute, il faut se dépouiller pour une part du criticisme ordinaire de l'esprit français, de nos habitudes les plus enracinées d'appréciation. On nous saura gré de l'effort que nous avons tenté pour nous rapprocher de cet état d'âme slave qui forme comme le bas-relief d'où émerge la figure sculpturale de Dostoïewsky, pour nous familiariser avec cette charité de l'âme russe, son amour sauvage de la vérité, son mysticisme. Nos relations avec M. le professeur Bajenow nous permettent de croire qu'en aucun moment, nous ne nous sommes tenu trop éloignés de la vérité. Même si les hommes normaux s'adaptent à leur milieu physiquement et moralement, si la psychologie normale observe des faits différents suivant la race et le climat, on peut penser que l'homme de génie, anormal — dans un certain sens que nous préciserons, — échappe davantage aux influences de son temps et de son milieu ; sa psychologie apparaît ainsi comme un domaine commun de recherches où tout esprit humain peut s'exercer sans courir le risque d'erreur fondamentale.

Une autre objection, contre laquelle nous avons hâte de nous prémunir, tient à la mentalité même de

Dostoïewsky. Obligé par sa nature à s'analyser d'une façon très subtile, il intellectualise pour ainsi dire ses sentiments, les transforme aussitôt nés. Le doute surgit dès l'apparition d'un phénomène dans la conscience et il est bien difficile de faire la part de la sensibilité spontanée et de la sensibilité analysée et réfléchie qui nous est offerte. Au surplus, cela même est un trait de sa psychologie, la souffrance morale qu'entraîne cette analyse incessante de soi.

III. — Ce travail apporte sa modeste contribution à l'étude des grands hommes par le médecin... qui apparaît jusqu'ici éparse dans des articles de revue, de courtes notices scientifiques ou des ouvrages d'ensemble sur le génie, comme celui de Lombroso, rarement condensée en une monographie distincte comme celle du Dr Toulouse sur Émile Zola (1).

C'est une tentative de même ordre que nous avons entreprise sur Dostoïewsky, cependant avec un procédé un peu différent, qu'il convient maintenant de justifier et de définir. Nous reconnaissons que l'investigation rigoureuse du Dr Toulouse est, pour employer un langage spécial, le procédé de choix. Mais nous n'avons de Dostoïewsky que des traces. Point d'expérimentation possible, de réactions sensorielles à chercher, de *mental test* à produire, mais seulement des documents à vérifier, des rapprochements à observer, des dates à retenir... Force

(1) EDOUARD TOULOUSE : *Enquête médico-psychologique sur les rapports de la supériorité intellectuelle avec la névropathie : Introduction générale. Émile Zola*, 1896.

nous a été de recourir à la méthode historique, la seule possible en pareil cas, laquelle n'aboutit pas à un résultat si défectueux qu'on pourrait croire, à condition qu'elle vérifie ses documents et contrôle ses affirmations.

Si l'on considère que l'examen physique au moins indirect se retrouve en grande partie dans la biographie et les antécédents (taille, vigueur physique, maigreur, santé, résistance au travail, physionomie, sensibilité, motricité) et que la taille assise, l'envergure, la forme des mains, les empreintes, toutes ces mensurations ne sont pas, pour notre étude, d'un intérêt indispensable, — que l'examen psychologique, d'autre part, réduit aux *mental tests*, n'a, selon l'avis même du Dr Toulouse, qu'une valeur d'artifice et manifeste seulement une scrupuleuse rigueur scientifique, on reconnaîtra que la différence des deux méthodes, l'examen direct et la méthode historique, ne constitue pas à cette dernière une infériorité qui la condamne.

Ainsi nous nous sommes cru autorisé plus d'une fois à conclure de l'œuvre à l'homme, à saisir comme une transposition de la mentalité de Dostoïewsky dans quelques passages de ses romans, à reconnaître dans certaines analyses psychologiques une auto-observation certaine. Il est hors de doute que Dostoïewsky a utilisé largement ses sensations pathologiques et donné dans certaines descriptions des souvenirs personnels. Tous les auteurs qui ont parlé de Dostoïewsky l'ont reconnu comme une vérité... « On aurait peine à comprendre ses livres, dit **M. E. de Vogüé**, si l'on ne savait la vie de celui qui les a créés, j'allais dire qui les a soufferts (1) ». E. Ferri se demande s'il est possible « de discerner les éléments psychologiques qui proviennent directement de sa grande âme douloureuse des éléments fournis par une imagination merveilleusement orientée dans le sens du vrai (2) ». « L'œuvre de Dostoïewsky, dit Merejkowsky, n'est ni de l'art pur, ni de la science pure. Il y a là quelque chose de trop vivant, qui va « au delà » de l'art,... un reflet visible de son individualité dans son œuvre... On y trouve une telle nouveauté de découvertes et de révélations qu'une question troublante se pose parfois : Pouvait-il savoir tout cela rien que par une expérience extérieure, en observant simplement les autres hommes ? Peut-on tout attribuer à la clairvoyance du génie ? Est-ce seulement une curiosité d'artiste (3)? Le professeur Tschisch et tous les critiques russes sont du même avis sur ce point. Et si le respect de ces autorités n'avait pas par lui-même de valeur probante suffisante, et comme on pourrait nous objecter que cent moines ne valent pas une raison, nous exposerons quelques-unes de celles qui ont entraîné notre certitude ; on remarquera :

1° La description si fréquente, si soigneuse, si complète des états épileptiques, non seulement de la crise et de l'aura, mais de l'état mental des épilep-

---

(1) E. Melchior de Vogué : Dostoïewsky. *Revue des Deux Mondes*, 15 janvier 1885.

(2) Enrico Ferri : *les Criminels dans l'Art et la Littérature*.

(3) Merejkowski : *loc. cit.*, p. 129.

tiques (prince Muichkine, Nelly, Kiriloff, Smerdiakoff) ;

2° La persistance à évoquer certaines images, sa
curiosité des déviations pathologiques et des impulsions criminelles, et d'autre part cette obstination à
s'accuser de fautes secrètes qui lui fait écrire à son
frère de la Sibérie : « C'est ma croix et je l'ai
méritée » qui lui donne au réveil de ses crises la
sensation qu'il est un grand criminel... Tourgueneff,
au dire de Walizsewski, ne l'accusait-il pas d'une
pointe de sadisme (1) ;

3° Les rapprochements nombreux qui s'imposent
entre les notes biographiques et certains passages de
ses romans : ainsi le prince Muichkine raconte à un
valet dans une antichambre le récit d'une exécution
capitale à Lyon, puis, — devant une galerie de meilleur goût, — l'effet produit sur le condamné à mort
par l'attente de l'exécution inéluctable, les sensations
des cinq dernières minutes, inévitablement dernières... De même ce saint prince Muichkine ne se
tient pas autrement dans le monde que ne le rapporte
Sophie Kovalevsky à propos de Dostoïewsky lui-
même. Dans *Un Adolescent* Dolgorouki dit encore :
« D'abord je ne sais pas me tenir en public », etc., etc.
Les exemples se multiplieront à chaque chapitre. Une
étude attentive de l'œuvre permet en effet de saisir
dans tous ses personnages quelque trait qui lui
appartient. Il n'y en a pas un qui le reproduise
entièrement ; mais chacun restitue ses habitudes

_____

(1) WALIZSEWSKI : *Littérature russe*, p. 358.

plus ou moins nombreuses, plus ou moins fortes. C'est une autobiographie éparse, discontinue.

Nous avons utilisé principalement dans notre étude, en plus de l'œuvre de Dostoïewsky elle-même, et des études citées plus haut, les souvenirs de Sophie Kovalevsky et autant que nous l'a permis une traduction difficile (1), les notes biographiques de Strakhow, les souvenirs d'O. Miller, la correspondance de Dostoïewsky, son *Journal d'un écrivain*, les deux remarquables études du professeur Tschich, Dostoïewsky psycho-pathologique, et son rapport au Congrès d'anthropologie criminelle d'Amsterdam sur les criminels chez Dostoïewsky ; enfin l'étude critique de Michaïlowsky, un talent cruel (2).

IV. — Pour la bonne ordonnance du sujet nous avons dressé ce travail en cinq chapitres :

Le premier est consacré aux notes biographiques, aux antécédents physiques de Dostoïewsky. Nous avons pensé qu'il était préférable de raconter la vie de Dostoïewsky sous forme d'un récit succinct, que de respecter l'ordre plus schématique d'une observation médicale. Cette dernière méthode, à la fois plus commode et d'allure plus scientifique, applicable aux

---

(1) Cette difficulté tenait surtout au grand nombre des ouvrages. Nous sommes heureux de rendre hommage à l'amabilité de nos traductrices, nos bonnes camarades Mlles Zabaver et Goruschine.

(2) Nous avons aussi pris connaissance, en manuscrit, d'une conférence du Dr Bajenow sur Dostoïewsky et Maupassant qui doit paraître dans le numéro des *Archives d'anthropologie criminelle* du 15 janvier prochain.

Nous saisissons cette occasion de le remercier pour une agréable et profitable correspondance.

hommes connus, aux génies français, dont la vie et les habitudes sont plus près des nôtres, n'eût pas permis au lecteur de prendre de Dostoïewsky une idée d'ensemble aussi nette. Nous reprendrons du reste à la fin du chapitre, en un rapide schéma, les notions acquises, utilisables par le médecin.

Dans les trois chapitres suivants nous entreprendrons l'étude de psychologie proprement dite, suivant la traditionnelle classification des facultés de l'âme : le sentiment, le caractère, l'intelligence. Le dernier chapitre comprendra l'étude de l'œuvre des types psychopathiques définitivement acquis à la science.

Dans un cinquième et dernier chapitre, nous grouperons sous ce titre : Génie et folie quelques considérations générales sur le génie et l'inconscience, le génie et l'épilepsie, une explication des formes morbides liées au génie.

Nous sommes heureux de dire, à cette place, la part légitime qui revient dans ce premier travail à l'esprit lumineux et précis de nos maîtres, M. A. le Bret, M. le Dʳ Bajenow, M. le professeur Lacassagne.

Si cette étude pouvait offrir quelque mérite, nous voudrions qu'ils fussent les premiers à en bénéficier.

CHAPITRE PREMIER

La biographie.
Les antécédents physiques. — Le milieu.

Théodore Mikaïlowitch Dostoïewsky est né le 30 septembre 1821 à Moscou. « Sa famille appartenait à ces rangs infimes de la noblesse où se recrute le peuple des petits fonctionnaires (1). » Le père, médecin militaire en retraite, occupait une situation à l'hôpital des pauvres. La mère était fille d'un marchand de Moscou.

Nous n'avons en fait de renseignements sur les antécédents héréditaires, que ce passage d'une lettre de Dostoïewsky écrite de Moscou en 1864, où il parle d'une de ses tantes : « Quoique paraissant bien portante elle a, dit-il, une mémoire très faible. Sans caractère ni résolution, elle est livrée à toutes les influences étrangères. Elle a peur des diables. » Encore ne savons-nous pas si cette tante est une sœur de sa mère ou de son père. Dans une autre lettre écrite en 1858 en Sibérie il écrit à son frère Michel :

(1) E. de Vogüé : *loc. cit.*

« J'ai reçu ta lettre ; j'ai peur que tes crises ne prennent un mauvais caractère, comme les miennes. » Il nous semble difficile, sur ce seul document, d'admettre, sans réserve, que son frère présentait comme lui, des crises nerveuses.

Sur les toutes premières années de sa vie, les renseignements sont assez imprécis. Nous savons cependant qu'il fut de tous les enfants, le seul qui ait été nourri par sa mère. Les biographes notent qu'il avait été maladif dès l'enfance. Nous ignorons la date d'apparition des dents, de la marche, du langage. Nous ne savons pas s'il eut des convulsions, de l'incontinence nocturne d'urine... Mais lui-même dans son *Journal d'un écrivain*, rapporte à ces premières années des terreurs nocturnes, et à sa seconde enfance des hallucinations fréquentes. Un frère de Dostoïewsky nous dit que la nourrice leur faisait toujours des récits terrifiants..., ce qui n'était pas fait pour atténuer ses craintes.

Dostoïewsky se souvient vers la fin de sa vie d'années d'enfance claires et paisibles... Il est probable que c'est un défaut de mémoire ou une illusion consentie... Il semble bien que dès son bas âge la vie lui ait été douloureuse, ait imprimé dans son cerveau d'enfant, sinon vierge, au moins malléable, une disposition toute particulière à la souffrance. « Le père était exigeant, impatient, très emporté, » nous dit un frère de Dostoïewsky. Et lui-même, à l'âge de seize ans, écrit ces lignes : « J'ai pitié de notre pauvre père. Il est bon ; mais quel étrange caractère ! Que de malheurs n'a-t-il pas eu à endurer ! » Merejkowsky rapporte la version suivant laquelle les crises d'épilepsie auraient débuté dans la seconde enfance. La première aurait été provoquée par une scène de famille. Un ami de jeunesse de Dostoïewsky, témoin de ses crises, a aussi affirmé E. Melchior de Vogüe que dès cette époque, « il se roulait dans les rues l'écume à la bouche (1) ».

Il est certain d'autre part que la situation pécuniaire de la famille n'était pas des plus brillantes. « Le père, qui avait cinq enfants, avait loué un appartement composé de deux chambres, d'un vestibule, et d'une cuisine (2). » Bien qu'il ne fut pas avare, « il ne cessait de se lamenter au sujet de cette situation précaire et de rappeler à ses enfants qu'il était un homme pauvre et que ses garçons devaient se préparer à faire leur chemin eux-mêmes, sinon à sa mort ils seraient réduits à la mendicité (3) ».

Il surveilla de très bonne heure la moralité de ses enfants, surtout devenus jeunes gens. « Jamais nous ne sortions seuls, dit un frère de Dostoïewsky. Notre père jugeait cela inconvenant. Mon frère Théodore avait déjà seize ans. On le conduisait en voiture et il retournait de même. Nos parents n'étaient pas avares, mais il n'était pas convenable d'avoir de l'argent de poche et je ne me souviens pas avoir vu quelque monnaie dans les mains de mes frères. Ils firent la connaissance de l'argent quand ils furent à Pétersbourg. » On verra que cette discipline, imposée pour-

(1) E. Melchior de Vogüé ; *loc cit*.
(2) Merejkowsky ; *loc. cit.* p. 85.
(3) Merejkowsky ; *loc. cit.* p. 85.

tant de si bonne heure, ne devait pas empêcher
Dostoïewsky d'être pauvre toute sa vie. Par là se manifeste une première fois l'impuissance d'une éducation sur un cerveau qui apparaît, dès le début original, comme relevant de cette loi vitale primitive que
Nordau prétend surtout impérieuse chez les hommes
de génie et d'avant-garde.

Son père rapporte encore sur le milieu familial
ces impressions d'enfance qui ne sont pas sans intérêt .

« Voici le soir : Notre mère travaille au salon avec
le père qui range les observations qu'on lui apporte
de l'hôpital. Et nous, nous attendons la niania dans
la salle à côté, impatients de ses récits et de ses
friandises.

« Notre précepteur est un prêtre... Il passe son
temps à nous lire la Bible. Notre mère, toujours présente à ces leçons, met de côté son travail et écoute
avec intérêt. » Les parents étaient très religieux, surtout la mère. Celle-ci était très douce avec les
enfants, silencieuse, réservée (1). Il semble que ces
notes traduisent quelque opposition dans le caractère des parents ; entre le père très irritable, parfois
violent, et la mère affectueuse et timide.

L'enfance de Dostoïewsky ne fut en somme pas
négligée.

On défendait aux enfants les jeux dangereux, et on
leur permettait seulement, dans le jardin de l'hôpital,
les jeux du cheval et du ballon. Théodore préférait à

____

(1) *Souvenirs de Strakhow.*

ces jeux la promenade avec les malades (1)... Il était très content quand il pouvait parler avec eux, prendre part à une conversation sérieuse, accorder ses petits pas à leur démarche lente et grave. Cette tendance à la solitude et à la réflexion, que nous trouvons marquée dès les premières années, devait se manifester de plus en plus. De bonne heure aussi il fut enthousiaste, défendant ses opinions avec énergie et ne se gênant pas avec les mots. Son père lui disait souvent : « Tu finiras mal, mon garçon, sous le chapeau rouge. » (Tu seras soldat.)

Après des études sérieuses, Dostoïewsky entra, en 1838, en même temps que son frère Michel, à l'école du génie de Saint-Pétersbourg, dont il devait sortir trois ans plus tard, après un concours brillant, avec le n° 3 et le diplôme d'ingénieur.

Dostoïewsky raconte qu'il n'aimait pas la discipline de l'école, bien qu'il ait gardé un assez bon souvenir de ses professeurs. Dans les *Souvenirs de bas-fonds*, il enveloppe dans une même malédiction les années d'école et de forçat. Il partageait les notes scientifiques avec ses camarades, mais n'aimait pas leur fréquentation. Sa meilleure place pour travailler était le dortoir. Il étudiait en pleine nuit dans les courants d'air où il lui arrivait de prendre des refroidissements (2). Cette habitude de travailler la nuit devait lui rester. C'est à cette époque qu'il écrivit *Les Pauvres gens*... Il est intéressant de remarquer que ce livre ne fut publié qu'en 1846, c'est-à-dire cinq à

(1) *Souvenirs de Strakhow.*
(2) *Souvenirs de Strakhow.*

six ans plus tard, lorsque aux souvenirs des ressources exiguës de sa famille se fut ajoutée l'épreuve personnelle de la pauvreté.

Dès sa sortie de l'école, une vocation littéraire irrésistible allait bien vite l'entraîner. Il donne sa démission, et présente avec l'espoir fiévreux d'un débutant son premier manuscrit au poète Nékrassof qui en fait lecture au critique Bielinsky, « l'oracle de la pensée russe (1) » à cette époque. Ce dernier, très avare d'éloges, plutôt hostile aux nouvelles gloires, s'écria : « Nous avons un nouveau Gogol. » Ce fut pour Dostoïeswky un moment de grand espoir et de vie intense où tout son avenir se décida, et dont il devait garder toute sa vie un souvenir précis, souvent rappelé.

Il écrit : « Je suis sorti de chez Bielinsky enchanté, j'ai senti qu'une nouvelle voie s'orientait pour moi. Serai-je digne de tous ces éloges !.. » En réalité, cette voie qui s'ouvrait devant lui devait être un douloureux et déconcertant calvaire qui lui réservait bien des épreuves pénibles. « A partir de ce jour commence, pour durer quarante ans, le duel féroce de l'écrivain et de la misère. Pendant quarante ans sa correspondance ne sera qu'un long cri d'angoisse, une récapitulation des dettes qu'il traîne derrière lui, une lamentation sur ce métier de cheval de fiacre loué d'avance aux éditeurs (2). » Son second roman *Le Sosie*, fut un échec. Tourmenté encore par sa

(1) E. DE VOGUÉ : *loc. cit.*
(2) E. DE VOGUÉ : *loc. cit.*

maladie, il part une première fois à l'étranger, « non pour me promener dit-il, mais pour me soigner. Pétersbourg, c'est l'enfer pour moi. » Il était dans une tel dénuement à cette époque, qu'il avoue dans une lettre à son frère : « S'il n'existait pas des âmes charitables, je mourrais ».

C'est à ce moment qu'eut lieu l'affaire Pétrachewsky, dans laquelle il fut impliqué comme conspirateur. Pour comprendre ces évènements et le rôle qu'il y joua, il faut ici dire quelques mots de la situation de la Russie vers 1848. C'était sous le règne de Nicolas Ier. On sait ce que fut ce règne, combien l'histoire de la censure devint particulièrement tragique, et le martyrologe des écrivains russes douloureux ; combien fut cruelle la répression exercée par ce tzar insensible et inhumain (1). « En bas le servage, les verges, une administration vénale, l'habitude des dénonciations ; en haut, compression absolue, défense de penser, de lire, de parler, d'écrire, sous peine du gibet ou de la Sibérie. Une censure préventive savamment organisée veillait jusque sur les affiches de théâtre pour débaptiser les pièces à titre subversif. On vit des censeurs jetés en prison pour la moindre tolérance. Les grands écrivains russes de ce règne eurent tous quelque chose de déséquilibré, Pouchkine et Lermontoff sont tués en duel... Gogol perd la rai-

---

(1) M. E. de Vogüé est sur ce point d'un avis différent, Nicolas Ier, d'après lui, aurait été méconnu. Cependant rien ne montre mieux le caractère de cet homme, dont on a vanté les vertus domestiques et l'amour de ses enfants, que la répression de l'insurrection polonaise, la cruauté dont il fit preuve envers tout un peuple.

son... Bielinsky disparaît juste à temps pour échapper à la Sibérie, etc. La mort ou la folie étaient les deux seules alternatives dans l'empire du tzar pour les âmes libérales (1). »

Dostoïewsky doit peut-être d'avoir échappé à l'une et à l'autre, aux conséquences de l'arrestation imprévue qui vint le surprendre dans la nuit du 23 avril 1849. « Le motif de l'arrestation était l'affaire Pétrachewsky. Pour s'être mêlé à des conversations où l'on blâmait la sévérité de la censure et avoir pris part pendant trois ans aux réunions que donnait Pétrachewsky, pour avoir fait la lecture à l'une de ces réunions d'une lettre fameuse de Bielinsky à Gogol qui est pleine d'expressions indécentes contre l'Église orthodoxe et la puissance suprême, pour avoir la connaissance d'un projet de typographie, pour avoir nourri avec d'autres des idées criminelles (2), » — comme on le voit par ces considérants du jugement, le crime des accusés était fort vague, — Dostoiewsky fut condamné à la peine de mort avec une vingtaine de membres des réunions Pétrachewsky. Ironie douloureuse : Dostoïewsky méprisait Pétrachewsky, haïssait cordialement à cette époque Bielinsky pour son

(1) Arvède BARINE : *loc. cit.* — Waliszewski donne dans sa *Littérature russe*, p. 302, ces renseignements complémentaires et instructifs : Limitation des élèves dans les universités de l'empire, et défense d'y enseigner la philosophie. Réduction du nombre de journaux et censure tellement sévère que le mot de liberté se trouvait proscrit comme révolutionnaire. Ayant perdu un chien qui s'appelait « Tyran » le propriétaire ne pouvait le réclamer que sous le nom de « Fidèle ».

(2) Ivan STRANNIK : *La pensée russe contemporaine*, 1903, introduction, p. 13.

athéisme. Il n'avait lu sa lettre que pour en poursuivre les monstruosités. Il était opposé de toute son âme, quiète et dévotieuse, aux idées révolutionnaires (1).

Il fut enfermé pendant huit mois dans la forteresse Pierre et Paul. Ses lettres de cette époque sont fort instructives. Nous aurons l'occasion d'y revenir plus d'une fois. « Pendant cinq mois, écrit-il, j'ai vécu de ma propre substance, c'est-à-dire de mon seul cerveau et de rien autre. Penser perpétuellement et seulement penser sans aucune impression extérieure, sans renouveler et soutenir ma pensée, c'est pesant. J'étais comme sous une machine à faire le vide, d'où on retirait tout l'air respirable. » A la même date (août 1849) il se plaint d'hémorroïdes douloureuses : « Je souffre beaucoup des hémorroïdes, et j'éprouve aussi une douleur dans la poitrine que je n'ai pas eue jusqu'à présent. » Quelque temps après il écrit encore : « Ma santé est bonne sauf mes hémorroïdes et mon énervement qui va crescendo. De temps en temps je sens quelque chose qui me serre la gorge (2). » En prison, il se plaint aussi de vertiges.

Le 21 décembre 1849, on conduisait Dostoïewsky et ses compagnons sur la place Semenowsky où tout était préparé pour l'exécution : « Au milieu de la place on avait dressé une haute plateforme avec trois

(1) Voir Dostoïewsky : Ma défense, *Revue de Paris*, 1er novembre 1898.

(2) Cette sensation de constriction de la gorge tenait à des accès de spasmes de la glotte, tantôt à ces accès eux-mêmes, tantôt à la crainte de leur retour.

poteaux. Les condamnés sont amenés sur l'estrade et déshabillés par 21° de froid. Le prêtre les exhorte et tous les rites qui précédent la fusillade sont accomplis (1). » « Le bourreau brisa nos épées au-dessus de nos têtes, nous fit endosser la chemise blanche des condamnés à mort, et nous enfonça sur les yeux un bonnet de nuit afin que nous ne vissions pas les fusils. Puis on nous attacha par trois aux poteaux pour subir la peine (2). » Comme il était le huitième sur la liste des condamnés, il faisait partie de la troisième série, il ne lui restait plus que cinq minutes à vivre.

Ces cinq minutes qu'il passa dans l'attente de la mort certaine devaient marquer sur toute sa vie un effet indélébile. Il écrira longtemps après, dans l'*Idiot*, ces pages qui disent une impression dont il n'a pas eu le temps de se ressaisir :

Il existe peut-être un homme à qui on a donné lecture d'une condamnation capitale et qu'on a laissé un moment en proie à la terreur pour lui dire ensuite : « Va-t-en, tu es gracié. » Et bien cet homme-là pourrait raconter ses impressions. La principale, la plus cuisante souffrance n'est peut-être pas causée par les blessures mais par la conviction que dans une heure, puis dans une demi-heure, puis dans cinq minutes, puis dans un instant votre âme s'envolera de votre corps, que vous ne serez plus un homme, et que cela est certain. Le pire, c'est cette certitude... Que se passe-t-il donc dans l'âme à cette minute-là ? A quelles affres est-elle en proie ? C'est un attentat commis sur l'âme, rien de plus (3).

(1) Ivan STRANNIK : *Loc. cit.*, p. 13.

(2) Lettre de Dostoïewsky à un de ses frères. Le récit se retrouve dans *l'Idiot* à peu près dans les mêmes termes.

(3) *L'Idiot*, trad. DERÉLY, Plon et Nourrit.

Et l'idiot se souvenant qu'un sien ami avait subi pareil supplice, raconte :

Ces cinq minutes lui avaient fait l'effet d'une éternité, d'une richesse immense. Tant de vies lui paraissaient contenues dans ces cinq minutes qu'il avait jugé inutile de penser tout de suite au dernier moment; il avait donc partagé son temps de la manière suivante : deux minutes pour dire adieu à ses compagnons, deux minutes pour se recueillir en lui même, une minute pour jeter un dernier regard autour de lui. Il se rappelait très bien avoir pris ses dispositions suprêmes. Il mourait à vingt-sept ans (1) en pleine vie. En disant adieu à ses amis, il se souvenait d'avoir adressé à l'un d'eux une question assez indifférente et d'avoir écouté la réponse avec un véritable intérêt. Les adieux terminés, arrivaient les deux minutes qu'il avait résolu de consacrer à la méditation. Il savait d'avance à quoi il penserait : « A présent je vis, mais dans trois minutes que serai-je et où serai-je ? Non loin de là il y avait une église dont le soleil faisait rayonner la coupole dorée. Il se rappelait avoir tenu les yeux obstinément fixés sur cette coupole et sur les rayons qu'elle répercutait; il ne pouvait en détacher ses regards ; il lui semblait que ces rayons étaient sa nouvelle nature, que dans trois minutes, il allait se confondre avec eux. L'incertitude, l'horreur de l'inconnu qu'il sentait si proche étaient quelque chose d'épouvantable ; mais rien, disait-il, ne lui avait été alors plus pénible que cette incessante pensée : « Si je ne mourrais pas ! si la vie m'était rendue ? quelle éternité ! Et tout cela serait à moi ! Oh ! alors chaque minute serait pour moi comme une existence entière, je n'en perdrais pas une seule, je tiendrais compte de tous mes instants pour n'en pas dépenser d'inutiles. A la fin l'obsession de cette idée l'avait tellement irrité qu'il aurait voulu être fusillé le plus vite possible...

(1) C'était l'âge que Dostoïewsky se donnait en 1849. Il dit en effet être né en 1822, tandis que l'acte de naissance mentionne 1821.

Plus tard je lui ai demandé, ajoute Muichkine, s'il avait mis son programme à exécution et lui-même a reconnu qu'il n'avait pas du tout vécu ainsi, qu'au contraire il avait perdu beaucoup de minutes. *Eh bien voilà une expérience décisive,* Cela prouve qu'en effet on ne peut pas vivre en tenant compte de tous les instants... Voilà que vous riez. Et moi le récit de cet homme m'a tellement impressionné que j'en ai rêvé ensuite. *Oui, j'ai vu en songe ces cinq minutes !*

Voyez la substitution lente de la personnalité de Dostoïewsky à celle du prince Muichkine.

Le commandant des troupes avait donné l'ordre de mettre en joue lorsque soudain on battit la retraite. Aussitôt les condamnés sont déliés et écoutent la lecture d'un décret impérial qui commue la peine. Pour Dostoïewsky, c'était quatre ans de travaux forcés, puis le service comme simple soldat en Sibérie. Un des condamnés, Grigorieff, perdit la raison. Dostoïewsky supporta mieux l'épreuve. Même ce fut sa conviction toute sa vie que sans elle il serait de lui-même arrivé à la folie. Il semble bien que cette catastrophe qui l'enlevait à l'atmosphère intellectuelle et morale créée par le régime de Nicolas ait eu un effet salutaire sur son devenir mental.

Dans les derniers jours de décembre 1849, par un froid de 40° centigrades, Dostoïewsky s'acheminait vers la Sibérie (1), vers cette fameuse Maison des morts, dont il devait, quelques années plus tard, écrire l'histoire, en criminaliste consommé, restituer les impressions d'un cœur doux, résigné, sans rancune. On peut cependant se représenter à quel point

(1) Rapporté par Merejkowski : *loc. cit.*, p. 91.

dut lui être pénible ce séjour au bagne, où les criminels politiques n'étaient point séparés des criminels
de droit commun. Il écrit à son frère : « Il est difficile
de dire ce que j'ai souffert. Je considère ces quatre
années comme une période pendant laquelle j'aurais
été enterré vivant et mis au tombeau. Je n'ai pas la
force de dire combien ce temps a été affreux pour
moi, mon ami ! C'était une souffrance indicible,
infinie, parce que chaque heure, chaque minute me
pesait comme une pierre sur l'âme. Mais à quoi bon
raconter tout cela ? Si je t'écrivais cent feuilles, tu
n'aurais pas encore la moindre idée de ma vie d'alors.
Il faut tout au moins le voir soi-même, je ne dis pas
l'éprouver (1). » Dostoïewsky attribuait aux travaux
forcés l'origine de ses crises. Mais la mémoire d'un
épileptique n'est pas des mieux renseignées, et celle
de Dostoïewsky était par surcroît très infidèle. A sa
sortie du bagne, il fait trois années de service militaire, comme simple soldat. En 1856 le nouveau
règne d'Alexandre II apportait le pardon. Il est
promu officier à Tver et réintégré dans ses droits
civils, puis autorisé à donner sa démission.

De 1857 date son premier mariage, avec Marie Di-
mitrievna. C'était la veuve d'un de ses anciens com-
plices dans l'affaire Pétrachewsky qu'il avait rencon-
trée en Sibérie et aimée. « La jeune femme, rapporte
M. de Vogüe, avait ailleurs un attachement plus vif :
peu s'en fallut qu'elle s'engageât à un autre homme.
Pendant toute une année, ses lettres nous montrent

(1) Arvède BARINE : *loc. cit.*

Dostoïewsky travaillant à faire le bonheur de celle qu'il aimait et de son rival, écrivant à ses amis de Pétersbourg pour qu'on lève tous les obstacles à leur union. Quant à moi, ajoute-t-il, par Dieu ! j'irai me jeter à l'eau ou je me mettrai à boire. » Ce fait éclaire singulièrement les origines du roman *Humiliés et Offensés*, publié trois ans plus tard. C'est une nouvelle preuve d'un rapprochement fréquent et légitime entre son œuvre et sa vie privée.

Les années qui marquent la fin de son séjour en Sibérie et son retour en Russie, aux environs de 1860, furent des années de maladie et de tourment. Dostoïewsky traversait une époque de crises violentes et rapprochées. Il écrit à tout instant : « Ma santé est mauvaise, les crises ne me quittent pas. » — « Si je veux me rendre en Russie, c'est pour voir mes parents et me consulter aux médecins, savoir ce que sont ces crises qui affaiblissent ma mémoire et mes facultés et dont je crains qu'elles ne me fassent devenir fou. Le médecin me dit que si je ne prends pas des soins immédiats et réguliers (ce que je ne pourrai faire que lorsque je serai complètement libre) je pourrai mourir d'un spasme à la glotte, qui se produit à chacune de mes crises. » Les accès, qui ne se produisaient d'abord qu'une fois par mois, se renouvelèrent bientôt deux fois par semaine (1).

Il publie en 1860, *Humiliés et Offensés*, auquel le public fait un appel assez réservé, puis en 1862 les *Souvenirs de la Maison des morts*, œuvre d'une grande portée scientifique, qui a fait dire de

(1) *Souvenirs de Strakhow*.

Dostoïewsky qu'il était le Dante de la psychologie criminelle, où défile toute une galerie de portraits de criminels peints sur le vif.

Il faut signaler de fréquents voyages à l'étranger à cette époque, 1862, 1863, 1864, 1867, qui paraissent bien manifester autant qu'un souci d'échapper à un milieu de misère, un besoin de déplacement et comme de vagabondage.

En 1864, il écrit de Moscou : « Mes nerfs sont malades. La maladie de ma femme me tourmente. Elle agonise. Tous les jours nous attendons sa mort. Ses souffrances, qui sont terribles, exercent une pénible influence sur moi. *Je suis une mauvaise ressource pour ma famille.* La vie est triste. Ma santé est faible, la nuit je ne dors pas. » Sa femme meurt, puis après, son frère Michel... Ces années de 1862 à 1866 paraissent avoir été particulièrement difficiles. Le journal *Vremia* qu'il éditait avec son frère et dont le succès pouvait lui faire espérer une revanche des privations imposées jusque-là par la misère, fut suspendu par la censure pour un article mal interprété sur les affaires polonaises.

Dostoïewsky que le malheur ne paraît pas avoir jamais plié, édita avec son frère Michel un nouveau journal, *l'Époque*, mais qui n'eut pas le succès du précédent, et qui fut bientôt victime d'une autre censure, la censure libérale russe, qui lui reprochait une propagande en faveur du gouvernement, l'accusait de délation et qualifiait les deux frères « d'écrivains de police secrète » (1). Aussitôt après la mort

(1) D'après MEREJKOWSKY ; *loc. cit.* p. 115.

de son frère, la même année, *l'Époque* s'effondra
définitivement. Il faut lire cette lettre pour bien connaître la douloureuse situation de Dostoïewsky à ce
moment :

Et tout à coup je restai seul. J'en ressentis une impression de terreur. Toute ma vie se brisa en deux. Je puis dire
à la lettre qu'il ne me reste rien qui m'attache à l'existence.
Renouer de nouveaux liens ! me créer une nouvelle vie ?
Cette pensée même me dégoûtait. La famille de mon frère
est littéralement dépourvue de moyens de subsistance, elle
est réduite à la mendicité. Je suis leur seul espoir, et tous, la
veuve et les enfants, sont réunis autour de moi, attendant
leur salut de moi seul. J'aimais infiniment mon frère, puis-
je les abandonner ? En continuant à éditer *l'Époque*, évidemment j'aurais pu les nourrir ainsi que moi-même, si j'avais
travaillé du matin au soir, sans interruption, ma vie durant.
En outre il fallait payer les dettes de mon frère : je ne voulais
pas qu'un mauvais souvenir s'attachât à son nom. Je me mis
à imprimer les derniers numéros de *l'Époque* simultanément
dans trois typographies différentes. Je n'épargnai ni argent,
ni santé, ni forces. J'étais le seul rédacteur, je corrigeais les
épreuves ; je m'arrangeais avec les auteurs et la censure ;
je refaisais les articles, trouvais l'argent, restais assis au
travail jusqu'à six heures du matin, dormais cinq heures
par nuit. Je remis ainsi de l'ordre au journal, mais il était
trop tard (1) .

Il est probable aussi que Dostoïewsky manquait du
caractère et du sens pratique qu'il aurait fallu dans
la circonstance. Il se déclara de nouveau en « faillite
provisoire ». « Outre ce qu'il devait aux souscrip-
teurs, il avait 10.000 roubles de dettes en lettres de
change et 5.000 roubles empruntés sur sa parole

---

(1) Cité par Merejkowsky : *loc. cit.*, p. 116.

d'honneur ! (1) » Ce fut une période d'angoisse, de désespoir, d'âpre souci. Les créanciers devenaient intransigeants, certains menaçaient de le faire mettre en prison. C'est pourtant dans ces conditions si précaires d'existence qu'il écrivait son chef-d'œuvre *Crime et Châtiment*. La publication de cet ouvrage en 1866 vint le tirer momentanément d'embarras, lui permettre d'acquitter ses dettes les plus pressantes.

De cette même année date son second mariage, avec Anna Grigorievna Svitkine. Comme ses œuvres étaient toutes vendues d'avance aux éditeurs, et qu'il devenait un feuilletonniste de plus en plus pressé, il avait pris à son service, pour aller plus vite en besogne, une sténographe, qui ne tardait pas à devenir sa seconde femme. Cet évènement devait avoir sur sa vie une heureuse influence, l'attention constante d'Anna Grigorievna de subvenir à ses besoins et le garder sans doute de la misère. Il fondait d'ailleurs lui-même sur ce mariage beaucoup d'espoir. « Je veux recommencer la vie, dit-il. Je trouve enfin le bonheur si désiré de la famille (2). » Ce ne fut d'abord qu'une courte période de trève pour les créanciers. Les préoccupations matérielles reparaissent.

Il part à l'étranger en 1867, emmenant sa femme. Mais on ne sait pas si c'est pour échapper à ses créanciers et éviter la prison pour dettes, ou, comme il le dit lui-même dans une lettre à Maïkoff datée de Genève, pour échapper à l'air vicié de Pétersbourg, « pour sauver non pas seulement ma santé, mais ma vie. Mes

(1) D'après Merejkowski.
(2) Dostoïewsky : *Correspondance* (en russe).

crises se renouvelaient toutes les semaines, et je sentais mon esprit s'affaiblir ». Il ne semble pas que cette fuite lui ait assuré un repos immédiat. A Genève, il perd sa première fille, Sonia, qu'il paraît avoir beaucoup aimée. Les lettres écrites de Genève et de Dresde à Maïkoff le montrent en pleine détresse. Il se plaint de sa faiblesse, cherche un moyen de calmer ses créanciers, en est réduit aux abois. C'est alors qu'il joue à Baden-Baden où il laisse les derniers vêtements de sa femme. « Ces derniers six mois, écrit-il, j'ai été dans une telle misère ainsi que ma femme que notre dernière pièce de linge est maintenant engagée », et ailleurs : « Si vous saviez dans quelle position nous nous trouvons ! Nous sommes trois : moi, ma femme qui nourrit et qui a besoin de manger et ma fille Lioubow qui peut tomber malade à force de privations et mourir. »

« — J'ai aussi besoin qu'on me paye mes livres pour baptiser mon enfant. »

Comment puis-je écrire lorsque j'ai faim, lorsque j'ai engagé mon pantalon afin d'avoir deux thalers pour un télégramme ? que le diable m'emporte avec ma faim ! Mais elle (Anna Grigorievna) nourrit l'enfant : qu'arrivera-t-il si elle met en gage sa dernière jupe de laine chaude ? La neige tombe ici depuis hier ! Anna peut prendre froid ! Mais ce n'est pas tout encore ; il y a quelque chose de plus humiliant, nous n'avons pas encore pu payer ni la sage-femme, ni nos logeurs, et ma pauvre Anna doit supporter cela pendant le premier mois de ses couches ! (1).

(1) Cité par MERJEKOWSKI : *loc. cit.*, p. 119.

On voit à quels pénibles aveux le réduit la misère, contre laquelle tout remède eût été impuissant.

C'est dans cette période troublée qu'il écrivait *l'Idiot* et *les Frères Karamazoff* (1868-1870).

Et ils exigent que je fasse de la littérature maintenant ! Mais puis-je écrire en ce moment ? Je m'arrache les cheveux et je passe des nuits blanches ! Je pense continuellement et j'enrage : J'attends : ô mon Dieu ! ma parole, ma parole ! je ne *puis* décrire tous les détails de ma misère ; je rougirais de le faire. Après quoi on exige de moi de l'art, de la poésie pure, sans vertige, et on me cite Tourgueneff, Gontcharoff ! que l'on vienne voir dans quelle situation je travaille ! (1).

Après son retour en Russie Dostoïewsky connut des années meilleures, grâce aux qualités de prévoyance d'Anna Grigorievna. Il devait séjourner à Pétersbourg de 1871 à 1882, et y mener une vie sédentaire et régulière jusqu'à sa mort. — Il connut sans doute pendant ces dernières années le charme et la douceur inaccoutumés d'un intérieur confortable et de prévenances continues. Pourtant il écrit encore en 1880 à Aksakoff : « Je travaille comme un cheval pour payer mes dettes. »

En 1873 il publie *les Possédés* et son *Journal d'un écrivain* où il rapporte des souvenirs de son enfance et de sa vie publique. Ce n'est qu'en 1880 qu'il éprouva le véritable succès, la gloire du grand écrivain. en qui la foule s'admire, à l'occasion d'un discours qu'il prononça pour l'érection du monument de Pouchkine.

(1) Cité par MERJEKOWSKI : *loc. cit.*, p. 119.

« Dans les derniers temps, dit Walizewski (1), ce n'était plus qu'un paquet de nerfs, fouettés sans relâche et animant à peine un organisme usé par un surmenage perpétuel. »

Il souffrait d'emphysème pulmonaire... ses crises d'épilepsie ne le lâchaient pas... L'issue mortelle, contrairement à toutes les prévisions, fut causée par une rupture d'anévrisme de l'artère pulmonaire.

Le 25 janvier il eut une première épistaxis à laquelle on ne prêta pas attention. Le 26 au soir se produisit une hémoptysie qui se renouvela deux heures après et s'accompagna de perte de connaissance. Les jours suivants il se sentait fort bien et voulait continuer le *Carnet d'un écrivain*.

Il mourut brusquement le 1ᵉʳ février au matin (2). A ses funérailles somptueuses se pressèrent tous les partis. Sur sa tombe « chacun vint réclamer pour sa cause l'esprit divers qui s'enfuyait » (3). Nous essaierons pour notre part, dans les chapitres suivants d'en définir l'allure précise.

Mais nous devons, avant d'aller plus loin, résumer à cet endroit les notions que le médecin retient pour l'appréciation de l'état mental, qui lui serviront ultérieurement pour l'explication de certaines particularités psychologiques, les reprendre sous la forme schématique d'une observation médicale (4).

(1) *Loc. cit.*
(2) Documents biographiques d'O. Muller.
(3) E.-M. de Vogué : *loc. cit.*
(4) Nous suivons le schéma d'une observation médico-légale te qu'il est tracé dans le Vade-*Mecum* du médecin expert de M. le professeur Lacassagne.

I *Antécédents domestiques :*

1° *Conditions de la famille.*

a) *Professionnelles* : Le père médecin à l'asile des pauvres.

b) *Pathologiques.* Un cas de maladie mentale chez une tante. Peut-être un frère épileptique, père coléreux.

c) *Économiques.* Pauvreté ou tout au moins situation pécunière précaire.

2° *Séjour dans la famille* jusqu'à l'adolescence. Instruction et éducation très soignées. Dostoïewsky n'aime pas jouer comme les enfants de son âge, préfère la compagnie des personnes plus âgées, ou même la solitude. De bonne heure très personnel, il défend avec énergie ses opinions.

II. *Antécédents physiques personnels.*

Constitution, état de santé habituel. — Valétudinaire.

L'enfance et ses maladies. — Nous ignorons s'il eut des convulsions, de l'incontinence, à quel âge sont apparus la dentition, la marche, le langage. Mais nous savons qu'il eut des terreurs nocturnes ; pas d'accidents signalés.

Dans la seconde enfance, Dostoïewsky a des hallucinations, prend des crises d'épilepsie. Si on le suit à l'école, on remarque des habitudes tout à fait originales, telles que celle de travailler au dortoir.

La puberté. — Pas de renseignement précis sur sa vie génitale, à ce moment, et les excès ou les perversions qu'il aurait pu commettre. C'est à vingt-trois ans qu'il parle de ses premiers entraînements et de sa vie « irrégulière ».

L'adolescence, l'âge adulte. — Il est impossible de distinguer l'influence des facteurs sociaux et des facteurs personnels pour des raisons que l'on connaîtra par la suite :

Signalons l'événement de 1849, le séjour à la Maison des Morts, la pauvreté, les dettes, la chute de l'*Époque*, le mariage avec Anna Grigorievna, les maladies : épilepsie, hémorroïdes, emphysème pulmonaire, anévrisme de l'artère pulmonaire, cause de la mort.

Pas d'infection ni d'intoxication à signaler.

3° *Le portrait*. — Le vicomte E. Melchior de Vogüé qui a connu Dostoïewsky dans les deux dernières années de sa vie en évoque l'image saisissante :

« Petit, grêle, tout de nerfs, usé et vieilli par soixante mauvaises années, flétri pourtant plutôt que vieilli, l'air d'un malade sans âge, avec sa longue barbe et ses cheveux encore blonds, et malgré tout respirant cette vivacité de chat, dont il parlait un jour. »

Dostoïewsky, dont une bonne photographie est reproduite à la première page de ce volume, n'a pas plus particulièrement « l'aspect d'un crétin ou d'un dégénéré (1) » ; il a surtout l'aspect d'un Russe.

« Le visage, dit M. de Vogüé, est celui d'un paysan russe, d'un vrai moujik de Moscou. » « Dostoïewsky, dit Strakhow, avait tout à fait l'air d'un soldat, c'est-à-dire que ses traits étaient ceux du peuple. »

On est frappé tout d'abord par l'aspect de douleur massive immobilisée, retenue au fond des plis qui creusent cette figure, par ce regard mystique, et disposé à l'extase, de ces yeux doux légèrement inégaux (2). Les sourcils sont lourds, abaissés sous l'arcade (3) ; les joues « s'affaissent sur la bouche douloureuse ». On voit ce long pli qui part de chaque côté des ailes du nez et vient se perdre très bas dans une barbe clairsemée, transparente Le front est haut, paraît surgir et se bosseler au-dessus d'une longue et unique ride transversale, se dégager de la souffrance qu'elle

(1) Comme l'avance Lombroso (*loc. cit.*, p. 10), d'une façon qui paraît hâtive.

(2) L'œil gauche est plus petit, plus élevé, son axe visuel plus convergent que celui de l'œil droit ; le regard est légèrement louche (faible degré de strabisme convergent).

(3) Surtout à droite où l'on voit la saillie de l'arcade se dessiner au-dessus du sourcil.

retient. « Les tempes sont renfoncées, comme au marteau »,
observe justement E. Melchior de Vogüé. Il serait plus exact
de dire non pas les tempes, mais les pariétaux. On sait en
effet que chez les épileptiques, presque toujours les diamè-
tres transversaux du crâne sont diminnés par rapport au
diamètre vertical; ce qui paraît indiquer une réduction de
la sphère corticale motrice (1).

(1) Dostoïewsky présentait d'ailleurs des troubles moteurs de la physionomie, si on en croit M. de Vogüé : « Les paupières, les lèvres,
toutes les fibres de cette face tremblaient de tics nerveux. » *Loc. cit.*

CHAPITRE II

Le sentiment. — Les passions.

« J'ai des grands hommes plein le dos (passez-moi l'expression); je voudrais les voir tous dans Plutarque. Là ils ne me font pas souffrir du côté humain. Qu'on les taille en marbre, qu'on les coule en bronze, et qu'on n'en parle plus. Tant qu'ils vivent, ils sont méchants, persécutants, fantasques, despotiques, amers, soupçonneux. Ils confondent dans le même mépris orgueilleux les boucs et les brebis. Ils sont pires à leurs amis qu'à leurs ennemis. Dieu nous en garde! Restez bonne, bête même si vous voulez (1). »

Il ne peut y avoir meilleure épigraphe à ce chapitre que ces lignes de George Sand qui cachent les récriminations d'un cœur averti sous une observation qui est d'une vérité générale. Avec un peu plus d'insistance et d'analyse elles pourraient nous servir de programme. Nous trouverons en effet dans cette étude du sentiment bien des phénomènes anormaux

(1) G. SAND : *Correspondance*, vol. II, lettre 9, cité pas LOMBROSO : *L'homme de génie.*

et bizarres, auxquels notre curiosité s'intéressera, j'allais dire, notre sympathie... si le souci de la ligne droite, normale, et la mémoire de George Sand ne m'avaient retenu.

Si nous avons placé au début de cette étude ce qu'on pourrait appeler l' « exploration » du sentiment, ce n'est pas seulement parce que la sensibilité se manifeste d'abord, soit qu'on examine l'individu, soit qu'on étudie l'évolution des races, parce qu'elle est première, originelle, à la base de toute notre vie psy_ chique, mais encore parce qu'elle paraît chez Dostoïewsky qui toute sa vie fut un grand enfant, avoir dominé toute sa vie mentale et conditionné fortement son génie... On n'exagèrerait qu'à peine en disant que l'esprit de Dostoïewsky se résume tout entier dans ces trois modes d'une même activité fondamentale : faculté de s'émouvoir, — de s'habituer à ses émotions, — d'analyser ces états affectifs.

Si l'on voulait retrouver chez Dostoïewsky cet état d'impassibilité ou d'indifférentisme que Flaubert réclamait pour ses disciples et pour tous les écrivains réalistes en général, il faudrait l'entendre au sens particulier d'une transformation intellectuelle de ses émotions... Ce n'est pas en tous cas l'obtusion de la faculté de sentir, dont Nordau (1) stigmatise les dégénérés, « qui leur rend impossible de se représenter assez vivement un processus du monde extérieur » (2).

(1) *Dégénérescence*, I, p. 67.

(2) Nous ferons remarquer que le terme « se représenter » est tout à fait inexact.

Aussi bien il paraît que dans cette somme considérable de sensations que résume la vie de Dostoïewsky, la part des douleurs ait dépassé celle des plaisirs, nous entendons au moins en nombre et quantité, car l'habitude qui va jusqu'à l'amour de la souffrance n'exclut pas une certaine joie dont la qualité suffit à donner son prix à la vie... Nous avons dit au chapitre précédent les épreuves pénibles que Dostoïewsky eut à traverser. Peut-être convient-il avant d'aborder le détail des phénomènes affectifs, de suivre l'évolution du sentiment sous la menace des circonstances, les leçons parfois très dures des événements, l'analyse progressivement avertie et pénétrante de sa réflexion, de noter les influences aussi bien extérieures qu'intérieures qui ont pu la modifier. On peut saisir, dans ce devenir mental, comme une éducation de la douleur : les éléments affectifs se transforment, perdent leurs effets d'effroi ou de souffrance pour devenir des notions intellectuelles, mais qui ne cessent pas de garder de leur origine ce reflet émotif qui persiste dans la curiosité... D'abord c'est « la sensation qui le surprend » puis « c'est de ne pouvoir la définir ». Même une fois définies les sensations que lui procurent la pauvreté, son emprisonnement, son infirmité physique, comme l'intérêt pour lui en est épuisé,... sa curiosité en cherche d'autres, les multiplie... C'était un sensible, il devient un sensitif, quelquefois même un dilettante. On saisit bien cette transformation dans l'impression différente que l'on rapporte de la lecture des *Pauvres gens* qui date de 1846 et des *Frères Karamazoff* ou des

Possédés (1870-73). L'une vous attendrit, éveille en vous des émotions légitimes ; l'autre vous provoque à un examen de conscience, à la vérification de points d'appui moraux chancelants.

Ainsi l'état mental de Dostoïewsky et les épreuves auxquelles il est soumis apparaissent en continuelle action et réaction réciproques : son milieu et ses états organiques lui fournissaient des sensations que sa réceptivité nerveuse ne pouvait pas négliger. Il y a en effet chez lui une prédisposition toute particulière de l'affectivité à s'exagérer et à s'étendre, une complicité de la volonté qui n'exerce pas son *veto*, laisse franchir la barrière aux sensations sans droit d'octroi... Enfin, la mémoire restitue, l'imagination reprend et utilise ces éléments affectifs en de nouvelles combinaisons qui présentent une valeur émotive propre, et l'attention et la réflexion ne se désintéressent jamais d'une certaine curiosité maladive.

Abordant maintenant le détail des phénomènes affectifs, nous irons des phénomènes aux causes, des faits de plaisir ou de douleur à la tendance favorisée ou contrariée, aux inclinations normales, exagérées ou perverties. Nous ne séparerons pas en des paragraphes distincts les inclinations et les passions. Il ne saurait y avoir entre ces états une démarcation assez nette.

Sur les phénomènes premiers, les sensations élémentaires, nous ne possédons pas de renseignements suffisants. Nous ne savons pas si Dostoïewsky fut plutôt un visuel qu'un auditif ou un moteur... Et nous ne pouvons pas retenir comme preuve d'un trouble

des organes des sens cette phrase des *Nuits blanches*
où il dit, rappelant des sensations éprouvées : « Cette
musique qui sent le cimetière », et cet autre passage
de *Crime et Châtiment* où Raskolnikoff trouve que
la lune fait une impression de silence ». Ce ne sont là
très certainement que les ressources d'une riche
imagination.

Pour ce qui est du sens vital ou sens des états
organiques et pour n'en considérer que l'élément
affectif (1), on a vu que Dostoïewsky avait noté avec
beaucoup d'exactitude, dans ce qu'on pourrait appeler
sa conscience vitale totale, des états particuliers
relatifs à son système nerveux (vertiges, crises épileptiques, angoisse), à son système respiratoire
(spasme de la glotte), à ses hémorroïdes (hypocondrie (2). Ressentir et s'avouer clairement, dit-il, cet
ébranlement des nerfs et du cerveau est une insupportable torture (3)... Et il décrit son épilepsie, son
aura, non pas avec son imagination, mais avec
une mémoire qui restitue fidèlement des sensations
organiques éprouvées : Dans une de ces descriptions,
il répète à plusieurs reprises qu'au moment de la
crise, « il faut se transformer physiquement ou
mourir... » Il est bon de remarquer ici que ce sens

---

(1) Nous distinguons dans cette étude pour chacun des sens l'élément affectif et l'élément représentatif. Nous considérerons au chapitre de l'intelligence les images non plus comme des sensations proprement dites, mais comme des matériaux de l'imagination, des
conditions de la représentation du monde extérieur.

(2) Voir page 19.

(3) Cité par MEREJKOWSKI, *loc. cit.*, p. 121.

vital intime et tout personnel provoquait chez Dostoïewsky des réflexions de ce genre :

Je parlerai plus loin de ces sensations que je considère comme très curieuses, mais on aura de la peine à me comprendre, j'en suis certain, car on ne peut juger de certaines choses si on ne les a pas éprouvées soi-même (*Maison des Morts*). Supposons par exemple que je puis souffrir profondément. Un autre que moi ne peut savoir à quel degré de souffrance je puis parvenir, puisqu'il est un autre que mo (*Frères Karamazoff*). Peut-être trouvez-vous comme les autres risibles ces misérables détails de mon existence domestible, mais pour moi ce n'est pas drôle, car moi je puis sentir tout cela (*L'Idiot*).

Réflexions qui le conduisaient sur une pente insensible et glissante vers un sentiment personnel excessif, le mépris et la haine du prochain. Dostoïewsky sentait que sa souffrance ne pouvait provoquer des résolutions, des directions d'énergie, révolte ou persévérance, que dans l'enclos même de sa personne.

Merejkowski fait remarquer que pour tous ses héros, il arrive un moment où ils cessent de sentir leur corps. N'est-ce pas là encore la traduction d'une sensation personnelle ou plutôt le souvenir d'une perte du sens vital au moment de la crise ?

Nous étudierons les inclinations dans trois paragraphes :

Les inclinations personnelles : l'amour de soi et ses manifestations.

Les inclinations sympathiques : l'amour des semblables, de l'humanité, de la patrie, du prochain, de la famille.

Les inclinations impersonnelles : l'amour des êtres, des réalités supérieures, platoniciennes, le Vrai, le Beau, le Bien, Dieu...

.*.

Les *inclinations personnelles* comprennent l'instinct de conservation, l'instinct sexuel, les inclinations liées à chacune de nos facultés :

I. — Instinct de conservation

Les lettres de Dostoïewsky, les pages de ses romans où il fait nettement allusion à des émotions ressenties, expriment souvent le puissant instinct de conservation qui l'a conduit jusqu'au terme de soixante années de vie difficile. A chaque atteinte des événements il n'éprouve qu'un abattement momentané. « Il me semble toujours que je vais seulement commencer à vivre, confesse-t-il dans une lettre des plus désespérées. C'est risible, n'est-ce pas ? Quelle vitalité de chat ! » — « Il m'est arrivé de le voir après les moments les plus douloureux, nous dit Strakhow, après la suspension du journal, la mort de son frère, dans des difficultés atroces à cause de ses dettes ; il ne perdait jamais complètement courage, et je crois qu'il est impossible de se représenter des circonstances qui auraient pu l'écraser (1). » C'est bien plutôt un instinct de conservation enraciné que l'habitude

(1) Cité par MEREJKOWSKI : *loc. cit.*, p. 122.

d'une volonté réfléchie qui lui a permis de résister aux assauts de la maladie et de la misère, au coup terrible de 1849. — En 1855, comme pour se pré_ parer à une lutte difficile pour la vie, il écrivait à son frère : « Je considère tout homme qui m'approche comme un ennemi avec lequel je devrais lutter », et pour signaler les conditions dans lesquelles il entreprend cette lutte, il ajoute : « Je n'ai ni linge, ni habits de robe. »

Si à dix-sept ans, il avait songé au suicide (1), il n'avait fait qu'y penser et il n'en réalisa jamais la moindre tentative.

On peut considérer comme dérivé de cet instinct et comme une variété de l'amour de la propriété cette passion de la littérature qui fut après tout son seul bien, le seul domaine dont il ait jamais été le maître. « Dostoïewsky, dit Strakhow, aimait la littérature ; il l'avait prise comme elle est, avec toutes ses exigences, il ne s'éloigna jamais d'elle et ne la regarda jamais de haut. La littérature russe était le terrain sur lequel il avait poussé, dont il ne se détacha jamais, pour lequel il avait un amour dévoué et sincère. En abordant le public et la carrière littéraire, il savait qu'il allait au marché, et ne pensait même pas à avoir honte de son métier (2). » Et n'est-ce pas une sorte d'avarice cet amour jaloux qu'il eut de son bien, auquel il sacrifia les motifs qu'il avait d'être le plus honteux, qu'il préférait à sa réputation posthume ? Ainsi vivre et d'abord vivre, c'est là la pré-

(1) D'après Arvède BARINE : *loc. cit.*
(2) Cité par MEREJKOWSKI : *loc. cit.*, p. 112.

occupation la plus constante que nous retrouvons à l'origine des déterminations qu'il prend. « Je vaincrai toutes les souffrances, si je puis dire seulement et me redire à chaque instant : Je suis ! Dans mille douleurs, je suis ! Je suis *lié au poteau*, mais j'existe, *je vois le soleil*, et si je ne le vois pas, je sais qu'il existe. Et savoir que le soleil existe, c'est toute la vie. » (*Frères Karamazoff*) (1).

Nous retrouverons plus loin dans la peur et la colère deux formes passionnelles, l'une défensive, l'autre offensive de cet instinct (2).

II. — Instinct sexuel

Nous ne savons ni à quel âge s'éveilla la puberté chez Dostoïewsky, ni les premières manifestations de l'instinct sexuel. Il est difficile d'admettre comme une opinion absolument vérifiée qu' « à vingt-trois ans c'était un rêveur, ayant peu d'ouverture et de liaisons, enclin à la tristesse, ni meilleur, ni pire, pour la tenue morale et la conduite que beaucoup de jeunes gens (3) ». A vingt-cinq, ans dans une lettre à son frère, après avoir parlé de ses entraînements pour une Minna, une Claire, une Marianne et des remontrances que Biélinsky et Tourgueneff lui font au

(1) Rapporté par Merejkowski : *loc. cit.*, p. 122.

(2) Je ne sache pas que Dostoïewsky ait présenté d'autres perversions de l'instinct de conservation, telles qu'ivrognerie, alcoolisme, goût marqué pour les stupéfiants ou les excitants (opium haschich, éther, etc.).

(3) Arvée Barine : *loc. cit.*

sujet de sa vie désordonnée, il déclare : « Je suis malade des nerfs, et je crains une fièvre cérébrale. Je suis si dévoyé, qu'il m'est impossible de vivre une vie régulière (1). »

Ce qui est plus précieux à retenir c'est que ce fut un anxieux, comme nous le dirons plus loin. Or on sait depuis Bonchut, Peyer, surtout Freud, et les observations de Tchisch, de Loewenfeld, de Féré, de Tournier (2) ont confirmé qu'à l'origine de la plupart des états anxieux, on trouve des habitudes anormales, des pratiques irrégulières qui ont pour effet de contrarier la satisfaction complète des désirs sexuels (3). Dans la névrose d'angoisse, l'excitation sexuelle ne possédant pas une représentation corticale normale, l'énergie nerveuse qui n'est pas reçue par la sphère corticale habituelle s'écoule en suivant d'autres voies et en provoquant des réactions anormales. Ces considérations ne pourraient-elles pas nous expliquer l'origine de l'anxiété chez Dostoïewsky ?

Mais il y a d'autres raisons de penser que la vie sexuelle de Dostoïewsky n'a pas été des plus régulières.

Tourgueneff l'accuse de quelque perversion à ce sujet (4). Melchior de Vogüé reproduit la chose discrè-

(1) Cité par Merejkowski, *loc. cit.*

(2) Tournier : Essai de classification étiologique des névroses, *Archives d'anthropologie criminelle*, janvier 1900.

(3) Hartenberg qui nie qu'il y ait une cause spécifique sexuelle de la névrose d'angoisse, reconnaît cependant qu'à l'origine des états obsédants il y a souvent sinon toujours un besoin sexuel insatisfait (Hartenberg : La névrose d'angoisse, *Revue de médecine*, 1901, p. 680). De même Pitres et Régis (*Obsessions et impulsions*).

(4) Voir note de la page 8.

tement. « Le lecteur attentif trouvera dans chaque roman deux ou trois pages où perce tout à coup ce que Sainte-Beuve eût appelé une pointe de sadisme (1). » Nous transcrivons ces pages à défaut de pouvoir donner un renseignement plus précis. Et cependant il y a lieu de croire, autant par ce que nous connaissons de sa vie privée, et que le moment n'est sans doute pas venu de dire, autant par l'orientation soutenue de son attention dans ce sens, que pour analyser d'aussi près des cas de perversion sexuelle, il a du s'adresser à des sensations personnelles (2).

Les passages sont nombreux. Il y met assez d'insistance. Nous pouvons citer comme avertissement, ces lignes d'*Humiliés et Offensés* :

S'il pouvait arriver (ce qui d'ailleurs étant donnée la nature humaine ne saurait jamais avoir lieu), s'il pouvait arriver, dis-je, que chacun de nous dévoilât toutes ses secrètes pensées, et qu'il le fît sans crainte d'exposer, non seulement ce qu'il a peur d'avouer, et ce que, pour rien au monde, il n'avouerait publiquement, non seulement ce qu'il craint de dire à son meilleur ami, mais encore ce qu'il n'ose parfois s'avouer à lui-même ; si cela arrivait, dis-je, il y aurait sur la terre une puanteur telle que nous en serions tous asphyxiés. Voilà ce qui fait le prix de nos conventions et de nos convenances mondaines. Elles renferment une pensée profonde, je ne dis pas morale, mais préservatrice, commode, confortable, ce qui vaut encore mieux, puisque la moralité est au fond la même chose que le confort.

(1) M. DE VOGÜÉ : *loc. cit.*

(2) C'est aussi ce que dit Bajenow de Maupassant, *Archives d'anthropologie criminelle*, numéro du 15 janvier 1904.

On verra que Dostoïewsky n'était pas précisément un modèle d'homme du monde.

Il fait dire aussi à un personnage dans *Adolescent* : « D'où donc sort cette idée, ce souvenir honteux ! Elle ne peut sortir que de mon âme ; elle y était en puissance. Mon âme était donc l'âme d'un monstre, l'âme, comment dirais-je ? d'une araignée ! ».. Qu'on lise encore dans les *Frères Karamazoff*, le passage où Fédor Pavlovitch dit à ses fils :

Eh ! mes enfants, mes petits enfants, mes petits cochons de lait... pour moi il n'a jamais existé de femmes laides... Même les vieilles filles ont parfois de surprenantes qualités. Quant aux petites femmes qui vont nu-pieds, il faut commencer par les étonner. Il faut les étonner jusqu'au ravissement, jusqu'à l'extase, jusqu'à la honte...

Est-ce là un trait seulement inventé ? (1). Voici encore l'observation d'un autre sexuel, Svidrijaïloff, dans *Crime et Châtiment*, dont on admirera le soin et le détail, l'analyse tellement minutieuse, qu'il est impossible de ne pas admettre chez Dostoïewsky des sensations sinon identiques, tout au moins très voisines. C'est Svidrijaïloff qui parle :

Je me présente à la famille comme un propriétaire veuf, de bonne naissance, ayant des relations, de la fortune ; mes cinquante ans ne suscitent pas la plus légère objection. Il aurait fallu me voir causant avec le papa et la maman. C'était d'un drôle ! La jeune fille arrive vêtue d'une robe courte et me salue en rougissant comme une pivoine. Je ne connais pas votre goût en fait de visages féminins, mais selon moi,

(1) MEREJKOWSKI : *loc. cit.*, p. 245.

ces seize ans, ces yeux encore enfantins, cette timidité, ces petites larmes pudiques, tout cela a plus de charme que la beauté; d'ailleurs la fillette est fort jolie avec ses cheveux clairs, ses boucles capricieuses, ses lèvres purpurines, ses petits petons. Quand je vais la voir je la tiens assise sur mes genoux pendant tout le temps de ma visite et je l'embrasse à chaque minute. Ainsi compris, les droits du fiancé ne sont guère moins agréables à exercer que ceux du mari. Elle a une façon de me regarder qui incendie tout mon être... Entendre un petit ange de seize ans, les joues colorées par une pudeur virginale, vous faire semblable déclaration avec des larmes d'enthousiasme dans les yeux, convenez-en, n'est-ce pas délicieux ?

Et l'interlocuteur fait la réponse qui convient :

« En un mot cette monstrueuse différence d'âge aiguillonne votre sensualité ! »

Le même Svidrigaïloff dit à Dounia, la sœur de Raskolnikoff, qu'il poursuit de ses assiduités : « Le bruit que fait votre vêtement me met hors de moi. »

Et nous ne pouvons omettre toute cette page où Dostoïewsky décrit d'une façon magistrale une hallucination génitale de Svidrigaïloff...

Il lui semblait avoir sous les yeux un riant paysage... Au milieu de plates-bandes fleuries apparaissait un élégant cottage dans le goût anglais... Aux fenêtres, dans des vases à demi pleins d'eau, plongeaient des bouquets de jacinthes *blanches*... Il monta dans une salle grande et haute... toute remplie de fleurs... Au milieu, sur une table couverte d'une nappe de satin *blanc* était placé un cercueil. Des guirlandes de fleurs l'entouraient de tous côtés, et à l'intérieur il était capitonné de gros de Naples et de ruche *blanche*. Dans cette bière reposait sur un lit de fleurs une fillette vêtue d'une robe de tulle *blanc*;... Le profil sévère et déjà roidi de son visage semblait découpé dans du marbre ; mais le sourire de ses lèvres pâles exprimait une tristesse navrante, une désolation qui n'appartient pas à l'enfance. Svidrigaïloff connaissait cette fillette. Il n'y avait près du cercueil ni images pieuses, ni flambeaux allumés, ni prières. La défunte était une suicidée. A quatorze ans, elle avait eu le cœur brisé par un outrage qui avait terrifié sa conscience enfantine, rempli son âme angélique d'une honte imméritée et arraché de sa poitrine un suprême cri de désespoir, cri étouffé par les mugissements du vent, dans une sombre et humide nuit de dégel...

Et voici son dernier rêve :

Il erra longtemps dans le corridor long et étroit... tout à coup il aperçut dans un coin sombre, entre une vieille armoire et une porte, un objet étrange, quelque chose qui semblait vivant. En se penchant avec la lumière il reconnut que c'était une petite fille de cinq ans environ ; elle tremblait et pleurait... son visage était pâle et défait, elle était transie de froid... Svidrigaïloff la prit dans ses bras, la porta dans sa chambre, la coucha et l'enveloppa avec soin dans la couverture... Elle s'endormit. Svidrijaïloff retomba dans ses pensées moroses... « Peuh ! une gamine », fit-il en lâchant un juron, au moment où il ouvrait la porte ; mais il se retourna pour jeter un dernier coup d'œil sur la petite fille et s'assurer si elle dormait et comment elle dormait... Il souleva avec précaution la couverture qui cachait la tête... on aurait dit qu'elle avait bu. Ses lèvres purpurines paraissaient brûlantes. Soudain il crut voir cligner légèrement les longs cils noirs de la petite dormeuse ; sous les paupières mi-closes se laisse deviner un jeu de prunelle malicieux, sournois, nullement enfantin. La fillette ferait-elle semblant de dormir ? En effet, ses lèvres sourient, leurs extrémités frémissent comme quand on étouffe une envie de rire. Mais voilà qu'elle cesse de se contraindre. Elle rit franchement ; quelque chose d'effronté, de provocant rayonne sur ce visage qui n'a plus rien de l'enfance ; c'est le visage d'une prostituée, d'une cocotte française. Voilà que les deux yeux s'ouvrent tout grands ; ils enveloppent Svidrigaïloff d'un regard lascif et passionné, ils l'appellent, ils rient... tous les traits de cette figure enfantine respirent la luxure. Quoi ! à cinq ans, murmure-t-il avec épouvante ; est-ce possible ? mais voilà qu'elle tourne vers lui son visage enflammé, elle lui tend les bras.

« Maudite », s'écrie Svidrigaïloff ; il lève la main sur elle et au même instant s'éveille.

Il convient de noter ici la persistance du sens moral, et le ressaisissement de la volonté. Nous verrons que l'élan du génie enlevait parfois Dostoïewsky jusqu'aux sommets de la morale aussi bien que de la divination intellectuelle. Il y a dans *les Possédés* un autre débauché, Nicolas Stavroguine, que nous retrouverons en maint endroit. Merejkowski rapporte qu'il existe en manuscrit un chapitre non publié de ce roman, la confession de Stavroguine, où celui-ci raconte entre autres choses comment il déprava une fillette. Ce même auteur ajoute : « Il y règne un ton de sincérité si effrayant que l'on comprend ceux qui ne se décidèrent pas à publier ce chapitre, même après la mort de Dostoïewsky ; il y a là quelque chose qui va au delà de l'art ; c'est trop vivant... (1) » Nelly, d'*Humiliés et Offensés*, qui vient d'être fessée par une mégère, ne va-t-elle pas être violée par un perverti, qui est entré en pourparlers avec la vieille ? Cette « histoire » ne se passe-t-elle pas dans la cour d'une maison que Dostoïewsky

(1) Merejkowski : *loc. cit.*, p. 128.

s'attarde complaisamment à nous décrire? Merejkowski rapporte encore ce passage des *Souvenirs de bas-fonds*, où il voit une confession manifeste de Dostoïewsky :

Par moments, je me plongeais dans la débauche, mais dans une débauche vile, souterraine, sombre, infâme. Mes misérables passions étaient aiguës, brûlantes, d'une irritabilité maladive, perpétuelle. Les accès avaient quelque chose d'hystérique ; ils étaient accompagnés de larmes et de convulsions. Toutes ces impressions étaient provoquées par une nostalgie intense, une soif énervée de contradiction, de contraste et je me lançais dans la débauche. Je faisais cela seul dans la nuit, dans le mystère, dans la peur, dans la boue, plein d'une honte qui ne me quittait pas, même aux instants les plus abominables, et qui dans ces moments-là devenait une malédiction. A cette époque déjà je portais un bas-fond dans mon âme. J'avais horriblement peur d'être vu, rencontré, reconnu... (1) »

Nous arrêterons là nos citations déjà longues. Sur des faits plus précis de la biographie du romancier, la discrétion à l'heure actuelle s'impose.

III. *Inclinations liées aux facultés.* — Nous étudierons le goût des émotions, la curiosité, l'amour-propre.

a) *Le goût des émotions.* — Nous avons dit que Dostoïewsky avait été avant tout un affectif. Parmi les conditions qui ont favorisé la constitution de ce tempérament, il faut mentionner cette disposition

(1) Rapporté par MEREJKOWSKI, *loc., cit.*, p. 129.

particulière à prolonger ses sensations, à en renouveler la cause, cette complaisance à en écouter au fond
de lui l'écho de plus en plus multiplié. — « Partout
et en tout, écrit-il à Mackoff en 1869, je vais jusqu'à
la dernière limite. Pendant toute ma vie j'ai été trop
loin. » Ses romans sont remplis d'intrigues dangereuses, de situations tendues, de cas embarrassants
et compliqués, auxquels nous savons que son émotion
était prise : « Si j'ai jamais été heureux, nous dit-il
dans le *Carnet d'un écrivain*, c'est pendant les
longues nuits passées au milieu de mes rêves, dans
un amour passionné pour mon travail, lorsque je
vivais avec ma chimère, avec les personnages créés
par moi, comme avec des parents, des êtres existant
réellement ; je les aimais, je me réjouissais ou je
m'affligeais avec eux ; il m'est arrivé de verser des
larmes sincères sur les mésaventures de mes pauvres
héros. » On peut considérer encore sa passion du
jeu comme un excès du goût des émotions. Il écrit
en 1869 de l'étranger :

Comme nous passions non loin de Bade, je résolus de m'y
arrêter. Une pensée séduisante me tourmentait ; c'était de
sacrifier dix louis d'or pour gagner 2.000 francs et peut-être
plus. Ce qu'il y a de plus infâme, c'est qu'il m'est arrivé
autrefois de gagner ; ce qui est pis encore, c'est que ma
nature est mauvaise et trop passionnée. Le diable me joua
un tour. En trois tours je gagnai 4.000 francs avec une facilité extraordinaire. L'essentiel, c'est le jeu lui-même. Si vous
saviez comme il vous attire ! Non, je vous le jure, il n'y a
pas que de la cupidité là-dedans. Je continuai à jouer et je
perdis. Je perdis mes dernières ressources ; excité jusqu'à la
fièvre, je perdis. Je me mis à engager mes effets. Anna

Grigorievna a tout engagé, jusqu'à ses derniers bibelots. Quel ange ! comme elle m'a consolé ! (1).

A cette confession fait suite une demande d'argent. Enivré de la volupté du jeu, il en est réduit aux abois, n'est plus retenu par aucune honte.

Je sais bien que vous n'avez pas d'argent de trop. Jamais je ne me serais adressé à vous pour vous prier de m'aider, mais je me noie, je suis complètement noyé. Dans deux ou trois semaines je serai littéralement sans le sou, et celui qui se noie tend la main, sans interroger sa raison. Je n'ai personne sauf vous, et si vous ne m'aidez pas, je suis perdu, absolument perdu ! Sauvez-moi. Je vous en récompenserai par un amour et un attachement éternels. Si vous n'avez pas d'argent, empruntez-en à n'importe qui pour moi. Au nom de Dieu ! (2).

Cette lettre est significative, on ne trouvera pas dans toute sa correspondance d'aveu pareil qui ne soit suivi de l'expression d'un regret. Ailleurs il écrit, s'étant ressaisi: « Je joue non pas en joueur simple, mais en poète. Bien qu'ayant honte de sa bassesse le risque rend cependant noble celui qui joue. » Et comme l'attrait du jeu ne parait pas à Dostoïewsky suffisamment défini par ce qui précède, il écrit encore dans *Un Adolescent* : « Dans ce milieu (la salle de jeux) où tout m'écœurait, jeu, gain et gens, j'éprouvais pourtant une jouissance extrême, mais qui était une volupté de douleur... » Mais les sensations ne peuvent pas s'étendre indéfiniment. A la limite —

(1) Cité par Merejkowsky : *loc. cit.*, p. 131.
(2) Cité par Merejkowsky : *loc. cit.*, p. 131.

prochaine, — des ressources organiques, la douleur
et la désespérance apparaissent. La conscience agréable et normale d'un fonctionnement harmonieux de
l'organisme est liée à un juste milieu. Lorsque l'élan
de l'esprit se rejette dans l'ordre des sensations, par
l'incapacité où elles sont de se développer et de nous
réjouir indéfiniment, on arrive vite au tourment, à
l'ennui, à l'angoisse.

Le prince Muichkine, son préféré, « éprouvait une
tristesse d'un caractère trop vague, et c'était surtout
cela qui le tourmentait. Sans doute, les motifs d'af-
fliction ne lui manquaient pas dans l'ordre des faits
positifs. Mais toutes les circonstances douloureuses
que lui rappelait sa mémoire étaient insuffisantes à
expliquer l'immensité de son chagrin (1). »

Il convient de rapprocher de ces lignes ce passage
d'une de ses lettres où il écrit : « L'ennui, la tristesse,
l'attente fébrile et convulsivante de quelque chose
qui me tourmente... »N'est-ce pas la description donnée par Freud de l'anxieux, de la crise d'angoisse, et
si nous n'en trouvons pas les symptômes physiologiques aussi bien décrits que les phénomènes psychiques, on remarquera cependant le terme de con-
vulsivant où l'on pourrait lire l'expression du syn-
drôme total.

Tschisch remarque l'analyse exacte que Dostoïewsky
fait de son état d'angoisse : « Le début de la folie,
dit-il, est marqué par ce fait que les sensations
échappent au contrôle de la raison. Celle-ci s'affai-

(1) Dostoïewsky : *L'Idiot.*

blit et disparaît ; les sensations deviennent maîtresses ; l'angoisse prive l'homme de son esprit. » Et dans *les Possédés* il dit encore : « L'angoisse fait souvent de l'homme un monstre. »

On trouverait la même cause à l'origine de son ennui, qui n'a pas seulement une raison « métaphysique ». En réalité, le doute métaphysique, l'incertitude où nous sommes du fond des choses, ne peut à elle seule, sans le concours d'une prédisposition maladive conduire à l'ennui. C'est dans le sens d'un tempérament affectif exceptionnel et exagéré qu'il faut comprendre ces paroles : « L'ennui est une sensation aristocratique. » Dostoïewsky écrit de Dresde à Maïkoff : « Si ce n'était le travail, l'ennui me mènerait à la folie. » Et dans *Un Adolescent*, Versilof dit à son fils : « Sais-tu, j'aime parfois, quand l'ennui me prend, cet ennui terrible qui ronge l'âme..., j'aime à fréquenter les bouges. Tout cet entourage, les accords saccadés de la *Santa Lucia*, jouée par un accordéon faux et enroué, les garçons dont le costume russe est simplifié jusqu'à l'indécence, les bouffées de tabac, les cris qui viennent de la salle de billard, tout cela est trivial et prosaïque à tel point que c'en est presque fantastique. » D'autres fois, le même Versilof « aime la solennité de l'ennui ».

b) *La curiosité.* — « Ce n'est pas un goût pour ce qui est bon ou beau, mais pour ce qui est rare. » Cette définition de La Bruyère caractérise bien, encore qu'imparfaitement, la curiosité de Dostoïewsky.

Ce goût pour la rareté revêt en effet nne certaine nuance sexuelle, va jusqu'à l'inquiétude et jusqu'à l'angoisse, traduit même quelque cruauté.

On a dit de Dostoïewsky qu'il était un « talent cruel ».

Le mot est d'un critique russe, Michaïlowsky ; il fait remarquer qu'il n'y a pas d'autre écrivain russe qui analyse avec tant de complaisance et de minutie les instincts pervers de l'âme. C'est ainsi qu'analysant les sensations du loup qui dévore une brebis, Dostoïewsky ne se préoccupe pas de la faim, mais cherche « amoureusement », dans la profondeur de l'âme du loup des sensations plus compliquées, une cruauté voluptueuse. Straurogvine, des *Possédés*, ne voit « aucune différence de beauté entre la farce la plus grossièrement sensuelle et l'action la plus héroïque, fût-ce celle de sacrifier sa vie pour l'humanité. Il trouve dans ces deux extrémités la même jouisssance.

Ce qui le séduit, dans son mariage avec Marie Timofeievna, c'est un audacieux défi au sens commun. Notez que ce mariage est tenu secret. Ce défi n'est donc pas un sentiment « d'érostratique » (1). Ailleurs, des enfants tuent un moujik pour « éprouver une sensation ».

Les héros de Dostoïewsky tourmentent leur entourage, sont souvent « pires à leurs amis qu'à leurs ennemis » sans aucun but de vengeance ou de mora-

(1) V. Valette : Thèse de Lyon, 1903, *L'Érostratisme* ou *Vanité criminelle*.

lisation. Ils trahissent ainsi simplement la bête que chaque homme porte au fond de lui : « Chez l'un c'est un tigre, chez l'autre, un porc et tous deux jouissent aux cris d'une victime (1). » — « Et tout à coup en Nicolas la bête féroce sortit ses griffes. Brusquement, il commit deux ou trois insolences inouïes. Cela ne ressemblait à rien, ne s'expliquait par aucun motif. Loin d'en éprouver de la confusion, il souriait avec une gaieté maligne sans repentir (2). »

« Pourquoi, se demande Raskolnikoff, ai-je fait à Sonia cette visite ? Je lui ai dit que je venais pour affaire. Quelle affaire ? Je n'en ai absolument aucune. Pour lui apprendre que je vais là ? Cela était bien nécessaire ! Pour lui dire que je l'aime ? Allons donc ! Je viens tout à l'heure de la repousser comme un chien... Oh ! que je suis tombé bas ! Non ! ce qu'il me fallait, c'était ses larmes ; ce que je voulais, c'était jouir des déchirements de son cœur ! » (3)

La bête que Dostoïewsky porte en lui, c'est une araignée, une tarentule, ainsi qu'il aime à le dire et à le répéter. On peut encore se demander si en écrivant ses romans, il n'éprouvait pas la satisfaction intime, diabolique, de tourmenter les nerfs de ses lecteurs, peut-être de faire chanceler le déséquilibre de quelques consciences. « Pardonnons à ce tortionnaire la volupté secrète qu'il éprouve à nous énerver », dit M. de Vogüé lui-même (4), après avoir écrit que Dos-

(1) DOSTOIEWSKY : *Les Frères Karamasoff*.
(2) DOSTOIEWSKY : *Les Possédés*.
(3) DOSTOIEWSKY : *Crime et châtiment*.
(4) E. M. DE VOGUÉ : *loc. cit.*

toïewsky n'est pas un réaliste, que du moins son esthétique est au service d'une idée morale, que ses plus effrayantes « dissections » s'ennoblissent d'un souci d'éducation... Il paraît encore que sa curiosité de lui-même, dans les limites de sa personne, était loin de lui procurer des sensations désagréables : « On trouve quelquefois une jouissance aiguë dans la conscience de son propre malheur. » (*Maison des Morts*).

Il définit encore cette curiosité quand il dit dans *les Frères Karamassoff* : « Ce n'était pas la sensation elle-même qui l'étonnait, mais c'était de ne pouvoir la définir. Si toutes les questions avaient été tranchées, tous les doutes levés, toutes les difficultés aplanies, il aurait probablement renoncé sur l'heure à son dessein comme à une chose absurde, monstrueuse, impossible. Mais il restait encore une foule de points à vider, de problèmes à résoudre... (1) »

Dostoïewksy nous montre dans *les Possédés* un décembriste qui avait transformé la sensation du danger, l'amour de la peur en un besoin de sa nature. « C'est la sensation d'un homme qui, du haut d'une tour élevée, se penche sur le gouffre béant et éprouve un frisson de volupté à l'idée qu'il pourrait se jeter la tête la première. » Et dans une description de *l'Idiot* où Dostoïewsky restitue les souvenirs d'une exécution capitale à laquelle il avait assisté à Lyon, nous trouvons ces lignes qui manifestent bien la plus ardente et la plus maladive curiosité qu'il soit possible de concevoir : « La tête déjà passée dans la

(1) Dostoïewsky : *Crime et châtiment.*

lunette attend, sait et tout d'un coup entend le fer glisser au-dessus d'elle. On doit certainement l'entendre ! Moi, si j'étais couché sur la bascule, je prêterais l'oreille exprès et je percevrais ce son. Et figurez-vous, c'est encore aujourd'hui une question de savoir si pendant la première seconde qui suit le supplice, la tête n'a pas conscience de sa décollation. Quelle idée ! Et si cet état persiste pendant cinq secondes ! »

c) *L'amour propre, la vanité, l'orgueil.* — Nous avons vu que le désir d'imposer son idée, de déployer sa personnalité s'était manifesté de bonne heure chez Dostoïewsky, et que déjà dans sa famille il n'avait pas l'habitude de se gêner avec les mots. Il semble bien qu'il ait toujours été un brutal et un malhabile et qu'il n'ait pas connu les moyens plus doux de persuasion et de souple diplomatie, qui conduisent plus sûrement au succès. « La sincérité vaut le geste, n'est-ce pas ? » dit-il dans *l'Idiot*. C'est à cette sincérité sans doute que nous devons tous ces aveux : « J'ai, dit-il, une telle présomption, qu'il me semble qu'on m'arrache la peau et que l'air lui-même me fasse souffrir (1). » Et lui qui supporte sans trop se plaindre quatre ans de travaux forcés, est atteint de ce narcissisme intellectuel dont parle Cabanès (2), qui trahit la bête féroce, toutes les fois que sa réputation est en jeu. Une fois, il est pris d'envie à l'égard de Tourgueneff : « Je sais très bien que j'écris plus mal que lui, mais pas beaucoup plus mal, et j'espère ne

(1) Rapporté par Merejkowski, *loc. cit.*, p. 113.
(2) V. *La Revue* du 1er septembre 1903.

pas écrire plus mal à l'avenir. Comment donc se fait-il qu'avec tous mes besoins je ne touche que cent roubles par feuille imprimée, alors que Tourgueneff qui est riche en touche quatre cents ? (1) » Une autre fois, dans un accès de vanité juvénile, il s'imagine avec son *Sosie* avoir dépassé les *Ames mortes* de Gogol. « Mon nom vaut un million, s'écrie-t-il encore dans un mouvement de fierté !... Je fais comme saint Paul, on ne me loue pas, je me louerai donc moi-même... Inconnu du peuple russe, je serai connu de celui de l'avenir (2). »

Sans vouloir être affirmatif, ni... schismatique, et pour reprendre une idée sur laquelle E.-Melchior de Vogüé et Merejkowski ne paraissent pas vouloir insister, ne peut-on pas se demander si l'orgueil de Dostoïewsky ne l'a pas poussé à se concevoir dans le « saint » prince Muichkine, comme la réédition de Jésus, « la seconde venue du Verbe » sur la terre ? A ce point de vue Dostoïewsky nous paraît moins loin de ce personnage dont le mystique Merejkowski prédit et attend la venue, qui serait « définitivement beau, définitivement russe et universel ».

Et comme Dostoïewsky est excessif en tout, il dit une autre fois, dans un discours qu'il prononce à une réunion chez Pétrachewsky, sur la personnalité et l'égoïsme : « Il y a en nous plus d'ambition que de véritable dignité humaine. Nous nous enfonçons dans la bourbe, nous nous abaissons nous-même et mutilons

(1) Cité par MEREJKOWSKI, *loc. cit.*, p. 114.
(2) Cité par MEREJKOWSKI, *loc. cit.*, p. 139.

notre personnalité par amour-propre mesquin, par égoïsme (1). »

Il nous présente enfin en détail toute la psychologie de l'homme pauvre : « Peut-être, écrit-il dans *l'Idiot*, obéissait-elle (Catherina Marmeladoff) à cette fierté des pauvres qui dans certaines circonstances de la vie : baptême, mariage, enterrement, pousse les malheureux à sacrifier leurs dernières ressources, à seule fin de faire les choses aussi bien que les autres. » Cet orgueil semble une revanche aux humiliations que lui imposait la misère, et qu'il avoue tout au long de sa correpondance.

A la suite d'une de ses lettres qui exprime le plus grand dénuement, comme un éditeur, d'ailleurs inconnu de lui, à qui il avait demandé de l'argent tarde à le lui envoyer, il s'écrie :

Est-il possible qu'il ne comprenne pas que je suis honteux de lui expliquer tout cela... Mais ne comprend-il pas que ce n'est pas moi seulement, mais ma femme qu'il *offense* en me traitant avec un dédain pareil, après que je lui ai parlé de la détresse de ma femme ? Il nous a offensés, offensés !

Lui, l'homme pauvre, dit-il dans *les Pauvres Gens*, il est soupçonneux, il a une façon particulière de considérer le monde. Il observe du coin de l'œil chaque passant, promène autour de lui un regard inquiet et prête l'oreille à chaque mot, se figurant toujours qu'on parle de lui, qu'on critique son extérieur piteux... Il lui est défendu d'avoir sa vie privée, sa dignité personnelle. On lui fait l'aumône. On organise une souscription en sa faveur. Les gens ont cru lui donner leurs grivenniks à titre gratuit. Mais pas du tout ; ils se sont payés avec cet argent le spectacle d'un homme pauvre.

(1) DOSTOIEWSKY : Ma Défense, *Revue de Paris ; loc. cit.*

Comme les lettres simulées de Dievouchkine, ses
lettres de cette époque disent les souffrances incon-
cevables que lui faisait éprouver sa redingote hon-
teuse (1).

.*.

Dans le groupe des *Inclinations sympathiques*,
nous distinguerons une sympathie collective : amour
de l'humanité, patriotisme, sentiments de famille ; et
une sympathie élective : l'amitié et l'amour. Nous
les étudierons successsivement dans cet ordre.

L'ordre inverse, qui nous aurait conduit de la sympathie élective à la sympathie collective et amené à
notre troisième paragraphe : Les inclinations impersonnelles, n'eut été plus naturel qu'en apparence.

Il nous a semblé préférable, au lieu d'y suivre
l'élargissement progressif de la sympathie, de saisir
en le renversant, à mesure que l'altruisme se limite
à des objets moins étendus, le désintéressement et
les sacrifices plus grands dont il est capable.

L'amour est en effet le sentiment qui est suscep-
tible de donner le plus ; il exige une sympathie plus
active et plus concentrée que l'amour de l'humanité
ou de la patrie.

Il convient de parler au préalable du penchant
altruiste en général et de séparer deux domaines qui
sont distincts dans la vie de Dostoïewsky : les soucis
matériels de l'existence contre lesquels il est tout à
fait démuni, et sa vie psychique dont il se montre

____

(1) D'après E. M. de VoguÉ, *loc. cit.*

étonnamment jaloux. C'est pourquoi il apparaît aux uns d'une grande bonté, aux autres, uniquement égoïste et vindicatif.

Un docteur allemand, Riesenkampf, qui habitait avec lui à Saint-Pétersbourg en 1843, nous dit que Dostoïewsky était du nombre de ces personnes qui sont continuellement dans la misère, mais dont l'entourage vit bien. » On le dépouillait impitoyablement, mais dans sa confiance et sa bonté, il ne voulait pas examiner les choses de près et accuser les domestiques et les parasites qui profitaient de son insouciance. Il était prêt à recevoir comme un hôte précieux chaque pauvre qui venait consulter le docteur (1). »

On connaît, d'autre part, toutes les susceptibilités de l'homme de lettres et ce sentiment que nous avons analysé en détail et qui lui est assurément particulier, sa curiosité cruelle.

Si on songe aux difficultés qu'il y a de se prononcer d'une manière affirmative sur le caractère foncièrement bon ou méchant d'une personne, aux réserves auxquelles on est tenu par l'ignorance où l'on est, et qu'il faut bien avouer, de l'intimité la plus personnelle, de ce qu'on pourrait appeler les derniers retranchements du moi, on comprendra que nous hésitions à conclure en faveur de la bonté, peut-être insouciante, débonnaire, ou de l'égotisme peut-être partiel et involontaire de Dostoïewsky ; nous nous bornerons donc à signaler les particularités, qui n'offrent peut-

(1) D'après Merejkowski, *loc. cit.* p. 86.

être qu'une contradiction spécieuse, de ce penchant altruiste.

a) *L'amour de l'humanité*. — Ne paraît pas avoir été uniquement spéculatif, puisqu'il a déterminé cette affirmation énergique de Dostoïewsky : « Ces jeunes gens de la dernière génération ne comprennent pas que le sacrifice de la vie est souvent le plus facile des sacrifices. Sacrifier cinq ou six ans de sa vie à quelque tâche pénible pour la science ou même simplement pour décupler ses forces pour être ensuite capable de se mesurer avec la vérité, voilà, pour la plupart, le sacrifice qui dépasse les forces humaines. » (*Frères Karamazoff*). Et l'on trouvera, dans toute son œuvre, un souci constant des destinées, non pas seulement du peuple russe, mais de l'humanité toute entière. Qu'il comprenne mal cette évolution, qu'il refuse d'admettre les progrès de l'Occident, cela n'empêche pas qu'il tende de toute son âme au but qu'il a posé, et l'on peut considérer comme une tentative d'y atteindre, qui fut seulement maladroite, sa participation à l'affaire Pétrachewsky ; comme un effort plus heureux, dans le but d'adoucir le code russe, sa publication de la *Maison des morts*.

Mais il ne faut pas oublier que cet amour de l'humanité ne s'exagère chez Dostoïewsky qu'aux dépens du prochain immédiat: « Plus j'aime l'humanité, plus je déteste l'individu... Mes rêves s'exaltent quelquefois jusqu'à me sacrifier pour l'humanité. Mais partager deux jours durant la même chambre avec un autre, je ne le puis. Je suis l'ennemi naturel de quiconque m'approche. » — « En esprit, on peut encore aimer son prochain ; de loin, mais de près jamais. On ne peut aimer qu'un homme caché, invisible. Sitôt qu'il montre son visage, l'amour disparaît (1). » — « Selon moi, pèse sur l'homme l'impossibilité physique d'aimer son prochain (2). » Et l'on sait que Dostoïewsky avait ressenti cette impossibilité physique, puisqu'il a dit : « Un autre que moi ne peut savoir à quel degré de souffrance je puis parvenir... (3). »

Ailleurs il dit : « Qui que nous soyons, il y a en général dans le malheur d'autrui quelque chose qui réjouit nos yeux. » L'Idiot dit à Hippolyte qui va mourir : « Passez devant nous et pardonnez-nous notre bonheur », comme s'il voyait dans ce pardon un acte de vertu difficile. « Oh ! vous savez oublier et pardonner à ceux qui vous ont offensé, comme à ceux qui ne se sont donné aucun tort envers vous, continue le prince Muichkine ; cette dernière indulgence est la plus difficile de toutes : pardonner à ceux qui ne nous ont pas offensés, c'est-à-dire leur pardonner leur innocence et l'injustice de nos griefs... » On voit jusqu'où se complique la psychologie de cet écrivain.

b) *Le patriotisme*. — Les lettres écrites de l'étranger à Maïkoff montrent que Dostoïewsky avait le sentiment des nationalités nécessaires « Un Russe, dit-il, ne doit rien prendre aux autres nations, pas plus que celles-ci ne doivent lui emprunter. » A

(1) DOSTOÏEWSKY : *Les Frères Karamazoff*.
(2) DOSTOÏEWSKY : *Un Adolescent*.
(3) DOSTOÏEWSKY : *Les Frères Karamazoff*.

l'étranger, ce patriotisme se manifeste par un regret très vif de son pays, sentiment assez complexe, où l'on peut démêler l'ennui d'habitudes à reconstruire, de commodités perdues... « A l'étranger, je n'ai pas de pensées russes... Comment peut-on vivre ainsi à l'étranger ! C'est vraiment une grande souffrance. Y aller pour six mois, c'est bien. Y aller sans savoir quand on reviendra, c'est une torture. J'ai besoin de la Russie. »

Ce n'est plus du patriotisme qu'il exprime, mais du chauvinisme, comme l'extension à sa race de son propre orgueil, quand il dit : « Nous avons le génie de tous les peuples et en plus le génie russe ; donc nous pouvons vous comprendre et vous ne pouvez nous comprendre (1) », ou bien, lorsqu'étant à Paris devant le café Anglais, il stigmatise la civilisation occidentale en des apostrophes véhémentes et théâtrales, dont E. Melchior de Vogüé était l'auditeur indulgent (2).

c) *Sentiments de famille.* — Occupent un des coins de la ψυχή qui sont tout à fait normaux et paraissent avoir échappé à ce bouleversement général produit dans l'âme par l'apparition du génie.

On trouve dans son œuvre à plusieurs reprises des passages qui paraissent traduire des souvenirs cristallisés. « Resté sans mère, il (Alioscha) n'avait cessé

(1) E. MELCHIOR DE VOGUÉ, *loc. cit.*

(2) E. MELCHIOR DE VOGUE : « Un prophète, clamait Dostoïewsky, apparaîtra une nuit au café Anglais; il écrira sur le mur les trois mots de flamme ; c'est de là que partira le signal de la fin du vieux monde et Paris s'écroulera dans le sang et l'incendie avec tout ce qui fait son orgueil, ses théâtres et son café Anglais. »

de penser à elle ; son visage, ses caresses demeu-
raient comme « vivants » en lui. Ces sortes de souvenirs peuvent se graver dans l'esprit dès l'âge de
deux ans. Ce sont des points lumineux que toute
l'ombre de la vie ne peut éteindre, c'est un coin qui
demeure d'un grand tableau effacé (1) ». « Vraiment,
tu as gardé après si longtemps le souvenir des visites
de ta mère ? — Je ne me souviens de rien et je ne
sais rien... Pourtant quelque chose de votre figure est
resté dans mon cœur pour toute la vie, et aussi m'est
restée la conscience que vous êtes ma mère (2). »

Nous avons des preuves plus directes de son affection pour son frère Michel. Ils étaient à peu près du
même âge. Ils avaient fait des études communes et
avaient été admis ensemble à l'école du génie de
Pétersbourg. Ils restèrent toujours en excellents
termes, que la mort vint, du reste, brusquement
interrompre.

On a lu la lettre dans laquelle il écrit après la chute
de l'*Époque* : « Il fallait payer les dettes de mon
frère : je ne voulais pas qu'un mauvais souvenir
s'attachât à son nom. » Et il ne veut pas que l'espoir
que fonde sur lui la famille de son frère, réduite par
cette disparition à la misère, soit déçu :

« La veuve et les enfants sont réunis autour de
moi, attendant leur salut de moi seul. J'aimais infiniment mon frère : puis-je les abandonner ? » (3)

De sa première femme nous ne savons rien, si ce

(1) Dostoiewsky : *Les frères Karamazoff.*
(2) Dostoiewsky : *Un Adolescent.*
(3) Voir page 26.

n'est qu'elle était toujours malade. Ses derniers moments affectèrent péniblement Dostoïewsky. « Ses souffrances, dit-il, qui sont terribles, exercent une pénible influence sur moi, parce que... », et il laisse tomber sa plume au souvenir que lui au moins peut ressentir toutes les souffrances physiques et y sympathiser. Il paraît bien avoir rendu aussi à sa seconde femme, Anna Grigorievna, l'affection que méritaient son dévouement, les soins constants qu'elle prenait de lui... S'il s'oublie à jouer « sa dernière jupe de laine chaude », c'est pour améliorer sans doute leur sort commun. Il ne faut pas oublier l'émotion qu'exprime cette lettre à Maïkoff, où il considère comme une offense pour sa femme qu'un éditeur ne lui ait pas répondu : « Comprend-il donc que ce n'est pas moi seulement, mais *ma femme*, qu'il *offense* en me traitant avec un dédain pareil, après que je lui ai parlé de la *détresse de ma femme...* ! »

A la mort de sa fille Sonia, il écrit cette plainte, où l'on sent une émotion spontanée et délicate :

« Ma Sonia est morte il y a trois jours. Elle était malade depuis une semaine d'une pneumonie. Le médecin trois heures avant sa mort m'avait dit qu'elle guérirait. Ce petit être avait trois mois, mais, pour moi, c'était une personne, un caractère ; elle commençait à me connaître, à m'aimer, à me sourire quand je m'approchais d'elle ; quand je chantais des chansons elle aimait les écouter. Elle ne pleurait pas, ne faisait pas de grimaces quand je l'embrassais. On me dit maintenant qu'elle est morte. Pour me consoler on me dit que j'en aurai d'autres. Mais où est Sonia ? Je donnerais ma vie pour qu'elle soit vivante. Je m'arrête, ma femme pleure. Après-demain nous quittons son cher tombeau. »

Une seconde fille, Lioubov, lui naquit l'année suivante à Dresde. Il l'attend « avec impatience, terreur,
joie, espoir », comme le moins génial et le plus bour-
geois des pères de famille. Deux ans après, à son
retour en Russie, il écrit avec une bonhomie char-
mante : « Je suis venu à Dresde seul avec ma femme.
Nous retournons en Russie avec deux enfants. Tenez
en secret que l'un a un an et demi, l'autre X. Y. Z...
Il faut beaucoup de soins pour le transport... »

Il est intéressant de remarquer que son affection
va également au fils de sa première femme. Dans une
de ses lettres il confie à Maïkoff son beau-fils orphelin.
« Sacha est un bon, un aimable garçon, qui n'a personne à aimer. Je partage et je partagerai toute ma
vie ma dernière chemise avec lui (1). »

d) *L'amitié*. — Nous pénétrons ici dans un coin
de sa conscience moins uni, plus tourmenté. « J'ai
peu d'amis », écrit-il dans *Ma défense*, en 1849, à
l'âge précisément où les amitiés ne se comptent pas.
Cela ne surprendra point, si l'on réfléchit que, dans
ce milieu d'hommes de lettres, sa susceptibilité, son
amour-propre, qui est une de ses plus puissantes
raisons de vivre, courait trop risque d'être mise en
jeu, le nombre des amitiés croissant. On s'explique
ainsi son inimitié pour Bielinsky, bien que celui-ci
lui ait été primitivement d'un bon accueil, à cause de
leurs différences d'opinion en matière de religion; son
éloignement de Pétrachewsky pour le même motif;
sa brouille avec Strakhow, qui ne tenait pas seulement

(1) MEREJKOWSKI, *loc. cit.*

à des difficultés survenues dans l'administration d'un journal. — Envers Tourgueneff il fut non seulement haineux mais vindicatif.

Le personnage de Karmazinoff, « ce sot, ce plat, ce vidé, cette vieille pie-grièche » (1), est une caricature méchante de cet écrivain. Dostoïewsky alla même envers lui jusqu'à la dénonciation politique (2), ce qui n'est pas en Russie une plaisanterie.

On s'explique encore de la même façon qu'il ait vécu à la Maison des morts en bon terme avec ses camarades de bagne, — d'une autre structure que lui, — en qui il ne pouvait au moins pas voir de rivaux. C'est, au contraire, de ses camarades de métier qu'il semble se souvenir quand il écrit : « Il y a des amitiés bizarres. Deux amis voudraient s'entre-dévorer, et ils passent toute leur vie ainsi sans pouvoir se séparer (3).

Kiriloff, parlant de ses relations avec son ami Chatow, dit : « Nous ne sommes pas fâchés, mais nous ne nous parlons pas : nous avons couché trop longtemps côte à côte en Amérique (4). »

L'amour. — Melchior de Vogüé remarque très justement que les héros de Dostoïewsky ne connaissent de l'amour que les extrêmes. « Ou bien c'est un état mystique de compassion près d'un être malheu-

---

(1) Dostoïewsky : *Les Possédés* (Bézi).

(2) La preuve en est faite par une lettre de Tourgueneff publiée en Russie dans un journal historique, mais écrite du vivant de Dostoïewsky, qui ne nous était pas parvenue au moment d'envoyer ce chapitre à l'impression.

(3) Dostoïewsky : *Les Possédés.*

(4) Dostoïewsky : *Les Possédés.*

reux, de dévouement sans désir, ou bien les brutalités affolées de la bête avec des perversions contre nature (1) ». « En vous voyant, dit l'Idiot à Aglaé Ivanovna, on pense : elle a le visage d'une bonne sœur. » — Ce même prince Muichkine aime Natasia Philippovna sincèrement, de tout son cœur, « et cet amour ressemble à l'intérêt qu'inspire un enfant chétif et valétudinaire ; on s'attache à lui parce qu'il est difficile, impossible de l'abandonner. C'était de la compassion. » — On connaît d'autre part les cas de perversion sexuelle que nous avons rapportés.

Dostoïewsky, qui, ne l'oublions pas, s'intéresse à ses personnages et ne les décrit que dans la mesure où il les aime, ne nous donne guère que des portraits, et très nombreux, de femmes malades et névrosées... comme s'il n'avait aimé les femmes que pour leur souffrance. Il y aurait de longues et curieuses réflexions à faire, qui demanderaient toute une étude d'ensemble, sur les types de femmes dans l'œuvre de Dostoïewsky et qui nous fourniraient sans doute des conclusions intéressantes pour connaître et deviner les femmes qui ont passé dans sa vie, définir la nuance particulière de son amour : Pourquoi Natacha d'*Humiliés et Offensés*, l'amie de Dievouchkine dans *les Pauvres Gens*, Aglaé Ivanovna et Natasia Philippovna dans *l'Idiot* « lâchent-elles » ceux qu'elles aiment ?

Pourquoi le confident d'Alioscha, Dievouchkine, l'Idiot sont-ils si... patients ? On se souviendra de Grouchenguka dans *les Frères Karamazoff*, de Lize

(1) E.-M. DE VOGÜÉ : *loc. cit.*

Drosdoff des *Possédés*, de la suicidée dans *Krotkaïa*
et de leurs amants ou de leur mari. Les biographes de
Dostoïewsky ne nous ont laissé, il est vrai, aucune
note sur sa vie amoureuse ; mais cette analyse si
pénétrante de la femme ne nous fournit-elle pas une
raison de croire qu'il en avait acquis une expérience
personnelle? Pourrait-il les avoir décrites sans les
avoir connues, les connaître sans les « avoir aimées » ?

* *

LES INCLINATIONS IMPERSONNELLES.

a) *L'amour du vrai et du beau.* — La vie et l'œuvre
de Dostoïewsky s'inspirent d'un souci constant du
vrai, poussé jusqu'à la passion, en ce sens que, s'il
n'est pas possible d'aimer trop le vrai, on peut l'aimer
mal, ne pas admettre les compromissions honnêtes,
les diplomaties nécessaires même à une existense
loyale. Il n'exagère d'ailleurs ainsi qu'une disposition
qui est particulière à sa race : « En vrai Russe, dit le
prince Valkovsky, j'aime à me déboutonner. » Il y a
même dans ses romans des personnages qu'on ne
peut comprendre qu'à la condition de faire la part
de cette « tendance à l'aveu » particulière à l'âme
russe. Ainsi Lebedeff dans *l'Idiot*, Stepan Trophimovitch et Lebiadkine dans *les Possédés*, dont les
aveux compromettent le succès de leurs entreprises
frauduleuses.

Dostoïewsky lui-même, préférant « être malheureux et savoir, qu'être heureux et dupe », veut arriver

à la connaissance de ses pires instincts et les avouer.
Aussi on comprend que l'amour du vrai se limite
chez Dostoïewsky à l'amour du rare, de l'anormal...
On peut même dire que, par cette curiosité du rare,
ce fut un dilettante, si on entend par dilettantisme,
en matière de psychologie, une manière d'aimer
l'analyse au détriment du sens social, qui détruit la
bonne harmonie des facultés et des devoirs : Dostoïewsky ne préfère-t-il pas trop souvent l'analyse à
l'amitié, l'aveu au respect de soi ?

b) *Le sens moral.* — Que Dostoïewsky ait été épileptique, pathophobique, obsédé, potentiellement
criminel même, qu'il ait obéi à des impulsions génésiques morbides, et succombé à de « folles » tentations, tout cela n'empêche pas qu'il possédait un sens
moral parfaitement averti et cultivé. Nous savons
qu'il cherchait, à la suite de ses défaillances ou de
ses oublis, l'expiation qui lui paraissait la plus cruelle
pour son amour-propre.

Si la Maison des morts est « la croix qu'il a méritée », ce n'est certainement pas pour sa participation
à l'affaire Pétrachewsky, puisqu'il présente lui-même
dans *Ma défense* des arguments qui suffisent à le
faire considérer comme tout à fait innocent.

« Mon cher ami, écrit-il à Maïkoff en 1869 — après
avoir perdu son argent au jeu — je sais que je puis
vous considérer comme mon juge. Vous êtes un
homme de cœur. Il ne m'est pas douloureux de me
confesser à vous ; mais je vous écris à vous seul : ne
m'abandonnez pas au jugement des hommes ! » Et

l'on pourrait, après cette affirmation « qu'il faut être trop lâchement amoureux de soi pour s'autobiographier sans honte », considérer comme une volonté tacite d'expiation cette histoire de son cœur éparse dans son œuvre, en accès de remords et de sincérité.

c) *Le sentiment religieux* tient, dans la vie psychique de Dostoïewsky, comme chez tous les épileptiques en général, une grande place. Il ne faut pas oublier le vieux dicton des médecins aliénistes allemands sur les épileptiques : « Livre de prière dans la poche, Dieu dans la bouche, et crime dans l'âme. » Kiriloff, des *Possédés*, qui paraît bien représenter un coin de la conscience et de l'expérience intime de Dostoïewsky, dit : « Toute ma vie, Dieu m'a tourmenté. »

Dès son enfance Dostoïewsky s'accoutuma à la prière. Ses parents, qui étaient très religieux, l'élevèrent dans les mêmes sentiments. A la Maison des morts il se souvient :

« Comment, lorsqu'il allait à l'église dans son enfance, il regardait parfois le peuple se presser aux portes et s'écarter seulement pour laisser passer une épaulette de haut grade, un gros seigneur, des dames richement parées mais très pieuses qui voulaient toujours être en avant et paraissaient prêtes à se battre pour avoir la première place. » Il me semblait, dit-il, que là-bas, à l'entrée, on ne priait pas comme chez nous, mais qu'on le faisait avec humilité, avec zèle, avec une conscience complète de sa petitesse. Maintenant c'était moi qui devais occuper cette place, et d'une manière encore plus humiliante ; nous étions enchaînés, déshonorés, on s'écartait de nous ; je me rappelle même qu'il y avait là quelque

chose d'agréable pour moi ; une sensation affinée et particulière se mêlait chaque fois à mon plaisir.

Cette foi, qui ne tardait pas à devenir intransi-
geante, et qui paraît avec son orgueil avoir concentré
une grande part de son énergie, devait lui faire dé-
tester Bielinsky, sa vie durant, pour quelques paroles
irréfléchies et irrévérencieuses sur la religion. Il écrit
en 1871, c'est-à-dire trente ans après cette discussion :
« Cet homme a injurié le Christ devant moi, et pourtant il n'a jamais été capable de se comparer lui-
même, et toutes les forces morales de la terre, au
Christ ! Il n'a pas pu remarquer combien il y a eu
lieu, et en eux tous, de vanité mesquine, de méchan-
ceté, d'impatience, d'irritabilité, de bassesse et surtout d'amour-propre (1)... »

Une autre fois il discutait avec Strakhow sur la
religion. Strakhow athée, Dostoïewsky croyant
étaient tous deux également convaincus. Ils passèrent
la nuit entière en discussion, sans souci du temps, ni
de la fatigue, grisés par leurs propres paroles. « Il y
a un Dieu ! » cria enfin Dostoïewsky hors de lui ; au
même moment, les cloches de l'église voisine son-
nèrent les matines de Pâques à toute volée. L'air fut
ébranlé de ce tintement, « et, dit Dostoïewsky, je me
sentis englouti par la fusion du ciel et de la terre,
j'eus la vision matérielle de la divinité ; elle pénétra
en moi... Oui ! Dieu existe, criai-je, et je ne me rappelle rien de ce qui suivit (2)... »

(1) Cité par MEREJKOWSKI : *loc. cit.*, p. 89.
(2) D'après les souvenirs de Sophie Kovalewsky.

La foi de Dostoïewsky paraît d'ailleurs avoir évolué ; d'abord imitative dans le milieu familial, elle fut un certain temps tenue en échec par l'esprit critique.

Ah ! j'aurais donné, dit Ivan Karamajoff, toute cette vie supraterrestre, tous les honneurs pour m'incarner sans retour en une grosse et grasse marchande afin d'avoir ses croyances et faire brûler des cierges à l'église. Car, lui dit le diable : « Ces hésitations et l'inquiétude, le duel entre la négation et l'affirmation constituent pour un être conscient comme toi une telle souffrance qu'il y a de quoi se pendre. » « Nous sommes sens dessus dessous à cause de vos sciences, ajoute Ivan ; tant qu'on n'a connu que les atomes, les cinq sens, les quatre éléments, cela allait encore. On parlaitdéjà d'atomes dans l'antiquité. Mais vous avez découvert la molécule chimique, le protoplasma, et le diable sait encore quoi !

Dostoïewsky résume en effet en lui le combat de l'esprit critique et de l'esprit mystique, nous présente le tableau anticipé de cette lutte récente à laquelle nous assistions en France, issue d'une formule célèbre, et qui se termina, comme on sait, par la déroute de celui-là même qui l'avait proposée. En Dostoïewsky le combat fut long, aboutit en fin de compte au triomphe de l'esprit mystique foncier de la race : « Plus l'homme russe est de condition humble, plus il y a de vérité en lui. Le Christ est avec les bêtes avant d'être avec nous. » Mais ce n'est qu'à la suite de doutes nombreux (1), qui ne furent d'ailleurs

(1) On lira dans *les Frères Karamazoff* la légende de l'Antichrist, qui représente un mélange curieux de mysticisme et de doutes parfois sacrilèges.

peut-être pas entièrement résolus, et qu'il emporta avec lui dans sa tombe.

Peu de jours avant sa mort il écrivait dans son carnet de notes, à l'adresse de Kaveline, le représentant des libéraux et des Occidentaux russes : « Bien que vous ayez analysé mes œuvres au point de vue scientifique, vous auriez dû vous montrer moins sévère pour les parties qui traitent de la philosophie, car ce n'est pas là ma spécialité. Jamais, même en Europe, l'athéisme ne fut exprimé avec une telle puissance. Ce n'est donc pas comme un enfant que je crois au Christ et que je le confesse ; mon hosanna a passé par un grand creuset de doutes, comme je le fais dire au diable dans ce même roman (1). »

*
* *

Ainsi apparaît complexe et tourmentée la capacité affective de Dostoïewsky : que pouvons-nous conclure en présence de tous ces faits dont beaucoup paraissent contradictoires ?

Dostoïewsky ne connaît pas les sensations simples, « honnêtes » et les recherches compliquées. Par une affinité naturelle il choisit les circonstances de la vie dont l'influence est le plus propre à développer et non

(1) Cité par Merejkowski, *loc. cit.*, p. 303. Dans *les Frères Karamazoff*, le diable dit à Ivan : « Je te conduis tour à tour de la foi à l'incrédulité, et j'ai mon but en le faisant. Ces torturantes alternatives de foi et d'incroyance ne peuvent être supportées par un homme doué d'une conscience comme la tienne. Rien ne prépare mieux le terrain. Je n'ai, après cela, qu'à jeter en toi une graine minuscule de foi, il en sortira un chêne. »

à combattre les propensions particulières de sa nature. « Or, développer dans la culture de l'esprit la partie affective aux dépens de l'intelligence et de la volonté est à coup sûr une erreur, une prédisposition certaine à la folie. Dans la vie religieuse comme dans la vie mondaine, le sentiment doit être tenu en exacte subordination. La prière ne remédie pas au défaut de science et au défaut de volonté dans le gouvernement de l'esprit et la conduite de la vie. — L'exagération de la sensibilité et les inquiétudes de la conscience aboutissent à l'égoïsme (1). » Et l'on sait que pour Auguste Comte l'égoïsme est une cause essentielle ou tout au moins un premier symptôme de la folie.

Et pourtant, si Dostoïewsky a côtoyé cet abîme ; s'il a eu peur que ses crises ne le rendissent fou ; s'il a écrit que sans le travail l'ennui l'aurait conduit à la folie, il est incontestable qu'en dehors de l'influence immédiate de ses crises, il resta toujours en deçà de la limite, alors même qu'il s'aventurait à se pencher sur l'abîme... N'est-il pas permis de penser que son génie lui a servi de « garde-fou », qu'au moins pour une part cette faculté de transformer le retentissement émotif en notions intellectuelles fut pour lui une sauvegarde ? Les considérations de Maudsley s'appliquent à l'homme moyen, qui ne trouve pas dans son psychisme de ressources suffisantes pour lutter contre l'envahissement de la folie. Mais l'apparition du génie dans une conscience ne crée-t-elle pas des conditions nouvelles, dont il faut tenir compte ? Pour

(1) MAUDSLEY : *Crime et folie.*

nous, cette nouveauté par elle-même, au lieu de pré-
cipiter les phénomènes morbides, les arrête, les
suspend, ou bien en retarde l'éclosion. C'est bien ce
qui semble exact pour Dostoïewsky. Il faut d'ailleurs
tenir compte aussi dans une certaine mesure des circonstances extérieures favorables qui l'aidèrent à
réagir (1849) et aussi de son habitude du travail ; de
telle sorte que c'est à ces trois influences réunies, le
génie, l'exil et le travail, qu'il doit d'avoir échappé à
la faillite menaçante de son système nerveux.

CHAPITRE III

Le caractère.

Nous étudierons dans ce chapitre l'orientation des phénomènes affectifs, leur manière d'être plus ou moins consolidée, leur utilisation par Dostoïewsky pour sa conduite vis-à-vis de lui-même et dans ses rapports avec ses semblables. Nous trouverons ici non plus des éléments isolés, des inclinations particulières, mais des directions de tendances, des habitudes psychologiques et physiologiques dont l'ensemble, soumis à une volonté plus ou moins réfléchie et déterminée, contribue à la constitution du caractère, à l'unité du *moi*. Nous dirons, dès le début, pour légitimer la parfaite unité de ce chapitre que la volonté n'est pas, comme le dit M. Ribot, un ensemble d'états purement représentatifs, comme une espèce d'extase en raccourci, mais toute une organisation mentale et corporelle qui est au service de chacun de nous ; c'est, en quelque façon, l'esprit même et l'organisme progressivement subordonnés aux influences directrices qui viennent tour à tour former, déformer, réformer le caractère : les facteurs personnel, héréditaire, physique, social.

On tenterait vainement de séparer Dostoïewsky non pas seulement de ses conditions ordinaires d'existence, mais même des événements « cruciaux » auxquels il fut soumis. Il arrive le plus souvent qu'un caractère donné, qui a été victime d'un bouleversement moral, est concevable antérieurement à ce fait. C'est tout le contraire pour Dostoïewsky.

Ce sont précisément les circonstances mémorables de sa vie qui mettent en lumière ses particularités mentales, expriment ses dispositions organiques : de telle sorte que, si nous ne le connaissons bien qu'après sa condamnation, sa sortie de la Maison des morts, la chute de l'*Époque*, c'est moins parce que ces incidents conditionnent la formation de son caractère que parce qu'ils permettent la manifestation de dispositions antérieures, comme latentes. Nous voulons dire par là que son tempérament, sa manière de sentir, une certaine faiblesse de la volonté le désignaient comme une victime toute préparée de l'affaire Pétrachewsky, comme un candidat perpétuel à la misère. Sa pauvreté, par exemple, peut être considérée comme une objectivation de son imprévoyance... Ainsi, dans la part qui revient dans la formation du caractère de Dostoïewsky au facteur personnel, à l'hérédité, aux milieux physique et social, ce que nous attribuons surtout à ces deux derniers, c'est une valeur de vérification, de causalité occasionnelle (1).

Ceci dit, et les conditions de développement du caractère étant ainsi sommairement exposées, nous allons rencontrer des manières d'être ou d'apparaître quelquefois contradictoires, aussi bien que dans l'étude du sentiment. La volonté, atteinte et paralysée par endroits, semble cristallisée en d'autres.

La volonté faible. — On voit, dominant la vie de Dostoïewsky, aussi bien que celle de ses personnages, un facteur, d'ailleurs extérieur à eux, dont Dostoïewsky paraît attendre une puissance de direction, auquel il s'en remet pour toutes ses décisions : « Je comprends, dit Dmitri Karamazoff, qu'il faut aux êtres tels que moi les coups de foudre de la destinée et son lasso, une force extérieure qui les maîtrise. Jamais de moi-même je n'aurais pu me corriger, me relever. La foudre a éclaté, j'accepte. J'accepte les tortures de l'accusation, la honte publique : je vais souffrir et me racheter par la souffrance. »

Ce sont là certainement les mêmes paroles que Dostoïewsky a dû prononcer à son départ pour la Sibérie. Dmitri, faussement inculpé et condamné pour parricide, accepte le châtiment qui lui est injustement appliqué pour ce crime, mais qu'il mérite par toute une vie de débauches. Dostoïewsky, injustement condamné pour une participation fictive à l'affaire Petra-

(1) Nous avons signalé, p. 18 et 27, l'influence préservatrice de deux événements considérables de la vie de Dostoïewsky : sa condamnation de 1849, et son second mariage en 1866.

chewsky, écrit à son frère de la Sibérie : « C'est ma croix, et je l'ai méritée. »

Dans une lettre à Wrangel il écrit : « O mon ami, je retournerais volontiers aux travaux forcés, pour y passer autant d'années que la première fois, si je pouvais seulement payer mes dettes. » Cet aveu est tout à fait probant.

Sa meilleure ressource contre une situation difficile ce n'est pas une qualité de prévoyance qui lui manque ni la volonté de l'acquérir, mais la soumission à un châtiment qui est inutile, l'imploration d'une providence qui n'en peut mais. Il faut noter que cette lettre de Dostoïewsky suit une tentative infructueuse essayée dans une autre direction. *L'Époque* venait de faire faillite, après la mort de son frère, malgré les efforts multipliés, mais impuissants de Dostoïewsky pour maintenir la situation. Cet échec lui ayant démontré l'insuffisance de son sens pratique, il appelle à son secours des circonstances extérieures qui décideraient pour lui, répareraient cette lacune. C'est par cette même incapacité de prévoir, dans l'ordre des faits matériels, c'est-à-dire de pourvoir, qu'il faut expliquer cet amour de la souffrance « qui purifie tout », qu'on a dit être une religion, tellement ce besoin d'un cilice paraît exagéré chez Dostoïewsky. « Pourquoi je me suis incliné jusqu'à terre devant Mitia ? répond le starets à Aliocha. Le crime était en lui. Mais il souffrira, et ce sont en lui les grandes souffrances de l'avenir que j'ai saluées. »

L'égotisme. — L'imprévoyance, l'ignorance des

nécessités de la vie pratique tient à ce que Dostoïewsky était un mystique et un rêveur, plus attentif à l'analyse de ses sensations complexes qu'à se fixer une ligne de conduite dans ses rapports avec son milieu. Max Nordau nous met en garde contre la confusion possible de deux termes voisins, l'égotisme et l'égoïsme : il y aurait entre eux la même différence qui existe entre une lésion organique et un trouble fonctionnel. L'égoïsme révèle un défaut d'éducation; l'égotisme « croît sur des bases organiques telles que : nerfs sensoriels mauvais conducteurs, sensibilité générale obtuse, processus vitaux maladivement irréguliers et violents dans les cellules » (1). Sans aller jusqu'à établir une anatomie pathologique de l'égotisme, et sans admettre que ce soit un signe indéniable de dégénérescenc, nous pensons que cette manière d'être relève d'une structure particulière, différente de la normale.

Ces lignes des *Nuits blanches* paraissent traduire les secrètes préférences de Dostoïewsky, cet amour du rêve et de la solitude, de la « vie intérieure », par défaut de pouvoir s'adapter aux conditions du milieu extérieur :

Et lui-même s'anime. Voilà qu'il bout comme l'eau dans la cafetière de la vieille Matrena. Il prend un livre, sans but, l'ouvre au hasard et le laisse tomber à la troisième page. Son imagination est surexcitée, un nouvel idéal de bonheur lui apparaît : en d'autres termes, il a pris une nouvelle potion de ce poison raffiné qui recèle la cruelle ivresse de

(1) Max Nordau : *Dégénérescence*, II, p. 31.

l'espérance ! Pauvres gens, pense le rêveur, que les gens réels ! Ne vous étonnez pas qu'il ait cette pensée. Oh ! si vous pouviez voir les spectres magiques qui l'entourent, toutes les merveilleuses couleurs du tableau où se fige sa vie... Mais à quoi rêve-t-il ? Mais à tout ! au rôle du poète d'abord méconnu et ensuite couvert de lauriers, à sa prédilection pour Hoffmann, à la Saint-Barthélemy, aux actions héroïques d'Ivan Vassilievitch quand il prit Kazan, à Jean Huss comparaissant devant le conclave des prélats, à l'évocation des morts devant Robert le Diable (vous vous rappelez cette musique qui sent le cimetière), à Minna et Brinda, au passage de la Bérésina, à Danton, à Cléopâtre et à ses amants, à une chère petite âme qui pourrait être auprès de lui, dans ce petit réduit, durant toute la longue soirée d'hiver et qui l'écouterait attentivement comme vous faites... Il a aussi ses mauvaises heures ; mais en attendant, qu'elles reviennent (car l'heure qui sonne est douce), il ne désire rien, il est au-dessus de tout désir, il peut tout, il est souverain, il est le propre créateur de sa vie et la recrée à chaque instant par sa propre volonté. Ça s'organise si facilement un monde fantastique ! Et qui sait si ce n'est qu'un mirage : c'est peut-être des deux mondes le plus réel !

Cet amour de la rêverie, cette horreur du fait, des exigences et des incommodités de la vie extérieure s'exprime à de nombreuses reprises par des exclamations caractéristiques. Déjà, en 1847, il écrit à son frère : « Ma vie est bien plus intérieure qu'extérieure. Il n'y a pas d'harmonie, d'équilibre entre les deux. En l'absence de vie extérieure, d'expression, l'intériorité prend un développemnnt trop grand. Le système nerveux et la fantaisie prennent une trop grande part dans mon existence. Tout phénomène extérieur me paraît colossal et me fait peur. C'est une inexpérience complète (1). » Dans *l'Idiot*, vingt ans plus tard, les mêmes dispositions persistent : « Quoi de plus insolent qu'un fait ? » La conduite, le simple fait de s'accommoder à un milieu exigent un ensemble de qualités pratiques, une façon de tenir compte de ses impressions et d'en vérifier l'objet qui manquaient à Dostoïewsky.

Le *misonéisme*, dont Lombroso et Nordau font un signe particulier de la dégénérescence, un état spécifique dégénératif, appartient en réalité à d'autres formes morbides (épilepsie, hystérie...).

La faculté d'habitude semble avoir été, au moins pour ce qui est de la vie matérielle de Dostoïewsky, une tendance fondamentale. Un pli une fois pris, une habitude constituée, il s'y tient ; il lui répugne d'en changer, de s'astreindre à une règle nouvelle. « Je serais curieux, dit Raskolnikoff dans *Crime et châtiment*, de savoir de quoi les hommes ont le plus peur ; je crois qu'ils craignent surtout ce qui les sort de leurs habitudes. » — « Changer ses habitudes matérielles, dit encore Dostoïewsky, n'est pas chose facile ni de peu d'importance. Rien de plus horrible que de ne pas vivre dans son milieu (2). »

« L'homme est lâche, il s'habitue à tout: c'est un animal d'accoutumance. » Et ces plaintes qu'il adresse d'Allemagne à Maïkoff, ce besoin qu'il a de la Russie doivent être compris non seulement comme une

(1) Les huit mois de prison préventive qu'il fit entre son arrestation et l'événement de la place Séménovsky contribuèrent beaucoup au développement prépondérant de cette intériorité, de la tendance au rêve. Voir page 19.

(2) Dostoïewsky : *Souvenirs de la Maison des Morts.*

affirmation de son patriotisme, mais aussi comme l'expression de la douloureuse obligation de se reconstruire, en terre étrangère, de nouvelles habitudes : « A l'étranger, je ne puis avoir de pensées russes. » Tout changement de milieu le désoriente.

Émotivité morbide. — On peut distinguer une émotivité morbide systématique se traduisant dans des conditions particulières et toujours les mêmes pour le même individu (phobies) et une émotivité morbides, diffuse et permanente qui constitue un caractère pathologique, se manifeste par l'irritabilité, l'accès facile à toutes les émotions.

a) *Phobies.* — « La peur de l'obscurité est une des formes les plus fréquentes de l'émotivité morbide; c'est une des manifestations les plus communes de l'état névropathique chez les enfants (1). » On sait que Dostoïewsky était sujet dans son enfance à des terreurs nocturnes. Celles-ci paraissent avoir été liées au début à des hallucinations terrifiantes naissant pendant le sommeil, persistant jusqu'à l'apparition de la lumière. Mais plus tard cette terreur de la nuit se produisait en dehors de toute représentation mentale déterminée, sous la forme d'une sensation d'angoisse, qui est quelquefois « tellement intense qu'on pourrait la comparer à celle de l'angine de poitrine (2) », et par le seul fait de la privation de lumière. En prison, il écrit : « Le plus pénible pour

(1) Féré : *Pathologie des émotions,* p. 404.
(2) Féré : *Pathologie des émotions,* p. 60.

moi, c'est à partir de neuf heures du soir. Quelquefois je ne dors pas jusqu'à une heure du matin. Je suis obligé de supporter cinq heures d'obscurité, ce qui est très pénible pour moi, m'énerve, ébranle ma santé. » Ailleurs, il dit : « Dès que venait le crépuscule, je tombais par degré dans cet état d'âme qui s'empare de moi si souvent la nuit depuis que je suis malade et que j'appellerai frayeur mystique. C'est une crainte accablante de quelque chose que je ne puis définir ni concevoir, qui n'existe pas dans l'ordre des choses, mais qui, peut-être, va se réaliser soudain, à cette minute même, apparaître et se dresser devant moi, comme un fait inexorable, horrible, difforme (1). » Marie Timoféievna, la folle, dans *les Possédés*, dit : « Le soleil a complètement disparu, tout est soudain plongé dans l'obscurité. Alors je commence à m'inquiéter, la mémoire me revient brusquement. J'ai peur des ténèbres, Chatouchka ! » Dostoïewsky souffrait aussi de pathophobies ; il se croit menacé de tous les maux ; il laisse sur son bureau, le soir, en s'endormant, une note qui porte cette recommandation : « Peut-être que cette nuit je tomberai dans un sommeil léthargique. Ainsi qu'on prenne garde de m'ensevelir avant un certain nombre de jours (2). »

b) Émotivité morbide diffuse. — Elle s'objective chez Dostoïewsky dans son caractère irritable, si facilement accessible à toutes les émotions, à toutes les

(1) Cité par Melchior DE VOGÜÉ, *loc. cit.*
(2) Cité par Melchior DE VOGÜÉ, *loc. cit.*

passions, tour à tour enthousiaste, phobique, vindicatif. Son humeur, ses résolutions sont à la merci du moindre accident, de la réalité immédiate la moins effrayante, mais qu'il trouve toujours « insolente » envers lui. « Et là-dessus j'ouvre la porte tout doucement ; mais, alors, nouveau malheur : un vilain, un stupide chien de cour se met à aboyer après moi, fait un vacarme de tous les diables. Et voilà, ce sont ces misères, ces mêmes accidents qui irritent toujours un homme, qui l'intimident et lui ôtent toute la résolution dont il s'était armé d'avance. Toujours la même chose m'arrive chaque fois que je vais en visite : il faut croire que c'est dans ma destinée. Invariablement, je fais quelque malheur (1). » L'histoire de ces visites et de ces malheurs nous est racontée par Sophie Kovalevsky, qui rapporte dans ses souvenirs d'enfance les relations de sa famille avec Dostoïewsky vers 1865. Sa première visite chez eux ne laissa pas de produire quelque étonnement. « Dostoïewsky répondait par monosyllabes, on eût dit avec l'intention d'être grossier. Il faisait parfois des récits très réalistes, oubliant absolument qu'il parlait en présence de jeunes filles. » Ce qui est très instructif et montre bien cette inaptitude à la vie mondaine, c'est la façon dont il se conduisit à une soirée d'adieux que donna le général Kroukowsky à Saint-Pétersbourg. « Les invités, n'ayant aucun intérêt commun s'ennuyaient, mais, en gens bien élevés, pour lesquels les soirées ennuyeuses sont un ingrédient inévitable de la vie, ils acceptaient leur sort et s'y rési-

(1) DOSTOÏEWSKY : *Les Pauvres Gens.*

gnaient stoïquement. Qu'on se figure le pauvre Dostoïewsky dans cette mêlée. Il tranchait sur cette société autant par sa physionomie que par sa toilette... Comme tous les gens nerveux, il éprouvait une timidité désagréable à se trouver dans une réunion d'étrangers. Plus cette réunion était nulle, incolore, et peu sympathique, plus sa timidité s'accentuait. Cette contrariété devait se déverser sur quelqu'un. Quand M. Kroukowsky voulut le présenter, il poussa un grognement et tourna le dos. Il eut ensuite une tenue horrible avec la fille de la maison. On le croyait occupé à bouder lorsqu'il éclata, et fit, d'une voix de tonnerre, avec des regards foudroyants, la sortie la plus extraordinaire contre les mariages d'argent. Cela commençait par : « L'Évangile a-t-il été écrit pour les dames du monde? »

Il faut dire qu'il aimait la fille aînée, Aniouta, fiancée depuis peu à un autre.

Au risque de commettre des répétitions monotones, et pour achever la conviction du lecteur sur le rapprochement qui s'impose à tout instant entre la vie et l'œuvre de Dostoïewsky, nous rappellerons que le prince Muichkine ne se présente pas d'une autre façon dans la famille du général Epantchine, où l'attire l'énigmatique Aglaé, et que ce personnage, dans les mêmes circonstances, fait une sortie analogue à celle que nous venons de raconter. Il ne faudrait pas croire d'ailleurs que ces explosions soudaines, qui tiennent lieu d'audace aux gens timides, soient dues à une situation exceptionnelle et momentanée d'amoureux. Elles se renouvellent en toute sorte de circonstances, et dans d'autres milieux, manifestant une émotivité morbide diffuse, un défaut absolu de retenue, d'empire sur soi. « Je ne sais pas me tenir en public, dit Dolgorouki; si j'entre quelque part où il y ait beaucoup de monde, j'ai la sensation que les regards crépitent sur ma peau en décharges électriques. Dans une salle de jeux notamment, je ne parviens pas à me donner une contenance : tantôt je reste à me reprocher l'excès de ma délicatesse et de ma courtoisie, tantôt je me lève et fais une grossièreté quelconque. Et j'enrageais de voir des drôles manifestes se tenir avec distinction... » (*Un Adolescent*.) — « J'ai toujours peur, dit l'Idiot, que mon air ridicule ne nuise à la pensée, à l'idée principale. Je n'ai pas le geste : mes gestes ne sont jamais en situation, cela fait rire et discrédite la pensée. Je n'ai pas non plus *de mesure dans les sentiments*, et c'est le principal, le point le plus important. Je sais que le silence me convient plutôt. Quand je me tais, j'ai l'air très raisonnable; de plus, cela me permet de méditer. » Et pour s'excuser de cette dysharmonie, il ajoute : « La sincérité vaut le geste, n'est-ce pas ! »

Et, comme l'Idiot est le personnage préféré de Dostoïewsky, on pourrait presque dire celui dans lequel il se préfère, l'insistance qu'il met à revenir sur cet état mental indique la description d'une attitude personnelle que le sens clinique de Dostoïewsky considérait comme de grande valeur : « Selon moi, dit à l'Idiot un de ses amis, tout ce qui vous est arrivé a eu pour cause votre inexpérience innée (remarquez ce mot, prince, innée), puis votre extraordinaire naïveté, ensuite votre phénoménale absence de mesure, défaut que vous vous êtes reconnu plus d'une fois... » C'est encore cette incapacité fondamentale de se fixer une ligne de conduite qui fait dire à Dostoïewsky : « Donnez-moi quelque chose de bon, et j'en ferai immédiatement ce qu'il y a de pire : tel est mon caractère. »

Instinct de sociabilité. — On comprendra, dans ces conditions, que cet instinct ait été primitif et rudimentaire, que Dostoïewsky se soit tenu autant que possible à l'écart de la société, et qu'il ait haï tous les milieux où il a vécu. C'est par un besoin inné, en tous cas très précoce, d'isolement, qui semble correspondre à une structure mentale toute particulière, qu'il renonça de très bonne heure aux jeux de son âge, et plus tard aux plaisirs de l'amitié. On se souvient qu'à l'École des Ingénieurs il n'aimait pas la fréquentation de ses camarades et qu'il recherchait déjà la solitude. « Aurais-je jamais pu m'imaginer, écrit-il dans la *Maison des Morts*, la souffrance poignante et terrible qu'il y a à ne jamais être seul même une minute, pendant dix ans ! — J'appris encore à connaître, ajoute-t-il, la souffrance qui est peut-être la plus aiguë et la plus douloureuse qu'on puisse ressentir dans une maison de détention, à part la privation de liberté : je veux parler de la cohabitation forcée. » Nous avons vu qu'aux discussions générales où il est mis en présence de faits, et s'émeut, il préfère la rêverie solitaire, où du moins il organise lui-même sa vie à sa guise. « Je n'aime pas parler longuement, dit-il, et à haute voix, même en présence de mes amis, qui sont d'ailleurs bien peu nombreux : devant le monde je parle encore moins ; de sorte qu'on m'a fait la réputation d'un homme taciturne, laconique et insociable... En général, je ne suis pas éloquent et je n'aime pas parler en présence d'étrangers. J'évite les grandes discussions et je cède volontiers, *pourvu qu'on me laisse tranquille* (1). »

Infantilisme mental. — Ces derniers mots sont d'un enfant capricieux, vindicatif, tout en réflexes. Toute sa vie, Dostoïewsky, au point de vue du caractère, devait rester un enfant. L'épileptique Muichnine, à qui il faut toujours revenir quand il s'agit d'atteindre les habitudes mentales les plus personnelles de Dostoïewsky, raconte que son médecin, Schneider, lui avait confié cette étrange opinion qu'il s'était formée sur son compte : « J'ai acquis l'absolue certitude, me dit-il, que vous êtes un véritable enfant, j'entends un enfant dans le sens complet du mot. Vous avez d'un adulte la taille et le visage, mais c'est tout. Sous le rapport du développement de l'âme, du caractère, vous n'êtes pas un homme fait et vous resterez tel, dussiez-vous vivre jusqu'à soixante ans. » En vérité, ajoute Muichkine, je n'aime pas me trouver avec les adultes, avec les hommes, avec les grandes personnes, et, j'en ai fait la remarque depuis longtemps, je n'aime pas parce que je ne sais pas. Quoi

(1) DOSTOIEWSKY : *Ma défense, loc. cit.*

qu'ils me disent, quelque bonté qu'ils me témoignent, leur commerce m'est toujours pénible. »

Dans *Crime et Châtiment*, Mikolka, un ouvrier faussement inculpé du meurtre de la vieille femme, est aussi « comme un enfant qui n'a pas atteint sa majorité ».

Sans être précisément une nature poltronne, il est impressionnable comme un artiste. Il est naïf, sensible, fantasque. Il lui arrive de boire jusqu'à perdre la raison, non qu'il soit à proprement parler un ivrogne, mais parce qu'il ne sait pas résister à l'entraînement de l'exemple... Au dire de ses compatriotes, il avait une dévotion exaltée, passait les nuits à prier Dieu, et lisait sans cesse les livres saints, les vieux, les vrais... Pétersbourg a fortement déteint sur lui ; une fois ici, il s'est adonné au vin et aux femmes, ce qui lui a fait oublier la religion... En prison, Mikolka est revenu au mysticisme de ses premières années : à présent, il a soif d'expiation, et c'est ce motif seul qui l'a décidé à s'avouer coupable...

Ceux-là seuls qui ont connu intimement Dostoïewsky, et qui étaient au courant de toutes ses habitudes, pourraient nous dire jusqu'à quel point ce portrait ressemble à l'original... Déjà ce que nous connaissons de sa vie précise en notre esprit la figure de Mikolka. Nous ignorons si Dostoïewsky a jamais commis des excès alcooliques. M. de Vogüé nous écrit que lorsqu'il l'a connu, c'est-à-dire dans les toutes dernières années de sa vie, il ne buvait pas, ne fumait pas, ne jouait pas. Mais il avait joué...

C'est encore à la façon d'un enfant que Dostoïewsky manifeste le besoin d'une compagne qui veille constamment sur lui, résolve à sa place les soucis matériels de son existence. Il faut voir comme il est désorienté pendant la longue maladie de sa première femme, de quelle faible ressource il se sent pour sa famille, privée de son aide. On sait que sa seconde femme, Anna Grigorievna, remplit parfaitement son rôle et lui évita bien des déboires... A la fin d'une lettre où il avoue à Maïkoff qu'il vient d'engager au jeu et de perdre jusqu'aux vêtements de sa femme, parlant d'elle, il s'écrie : « Quel ange, comme elle m'a consolé ! »

Les réflexions qu'inspirèrent à Aniouta, sœur aînée de Sophie Kovalevsky, le caractère de Dostoïewsky, qui la désirait en mariage, sont curieuses et significatives à cet égard : « Il lui faut une autre femme que moi. Sa femme doit se dévouer à lui entièrement, lui consacrer toute son existence, penser exclusivement à lui seul. Et cela m'est impossible ; moi aussi je veux vivre... D'ailleurs il est si exigeant ! Il semble vouloir s'emparer de moi, m'absorber en lui-même : je ne me sens pas à l'aise avec lui (1). » Le cerveau de Dostoïewsky, qui paraît avoir été atteint par endroits, comme immobilisé, à un stade précoce de son développement, nous fait songer à celui de ces enfants atteints d'hémiplégie infantile et de crises convulsives, qui sont insupportables, méchants, grognons.

On se représente volontiers, en certains points d'un territoire cérébral aux circonvolutions amples et sinueuses, des zones d'arrêt, d'atrophie, des cicatri-

____

(1) Sophie Kovalevsky : *Souvenirs d'enfance.*

ces... Et cette image, impu ssante à nous renseigner mieux que toutes les théories émises sur la nature dernière et la raison anatomique du mal, ne prétend pas traduire autre chose que cette dysharmonie psychologique, ces lacunes creusées dans le champ de la conscience par l'épilepsie.

Dostoïewsky épileptique. — Il est temps en effet de rapporter à leur vraie cause tous ces symptômes morbides, de réduire à une dénomination commune ces phénomènes de déficit que nous avons observés chez Dostoïewsky : aboulie, imprévoyance, inexpérience, égotisme, émotivité, insociabilité, infantilisme mental, de parler enfin de l'épilepsie.

Sur l'origine de ses accès, trois versions différentes nous sont rapportées. On a dit que Dostoïewsky aurait pris ses crises pour avoir passé par les verges aux travaux forcés (1). Lui-même, dans une lettre à l'empereur Alexandre II, affirme que sa maladie s'est manifestée pendant sa première année de bagne (2). Mais Sophie Kovalewsky rapporte un autre récit contradictoire de Dostoïewsky, d'après lequel sa maladie aurait commencé non aux travaux forcés, mais en exil. Enfin, Melchior de Vogüé tient d'un de leurs amis communs que Dostoïewsky prenait des attaques de haut mal dans la rue dès sa jeunesse. Il faut noter que Dostoïewsky parle en 1849, avant sa condamnation, de crises d'hypocondrie, qui le font souffrir trois jours sur sept.

Cette dernière version, qui paraît être la plus

(1) Sophie Kovalevski, *loc. cit.*
(2) Cité par Merejkowski, *loc. cit.*, p. 96.

exacte, est d'ailleurs plus conforme à ce que nous savons sur l'apparition des premières crises au moment de l'adolescence.

On sait que ses crises ne cessèrent pas de le tourmenter toute sa vie, ne lui laissèrent jamais de longs intervalles de repos. Strakhow nous dit que les accès avaient lieu une fois par mois à peu près ; mais il y eut des périodes de plus grande fréquence. En Sibérie, « ses crises ne le quittent pas ; ces secousses terribles se répètent de plus en plus rapprochées (1)». Il écrit de Genève en 1867 : « Les attaques prennent définitivement le dessus, se renouvellent toutes les semaines, et, après chacune d'elles, je ne puis rassembler mes idées pendant quatre jours. » De même pendant son dernier séjour à Pétersbourg, c'est-à-dire dans les dernières années de sa vie, il écrit qu'il a une attaque tous les dix jours, qu'il en met cinq à revenir à lui, qu'il est un homme perdu. Ainsi la moitié de son temps appartient à sa maladie ; ne doit-on pas expliquer par elle une moitié de son âme ?

Dostoïewsky donne, dans son œuvre, des descriptions très nombreuses et très exactes des divers états épileptiques, non pas tant de la crise convulsive, dont il ne pouvait garder aucun souvenir, que de l'aura et surtout de l'état mental dans l'intervalle des accès. Les auras de Kiriloff, de *l'Idiot*, nous pouvons dire de Dostoïewsky, sont surtout caractérisées par l'accroissement du sens vital, du « sens intime ».

« Il (l'Idiot) songea à un phénomène qui précédait ses attaques d'épilepsie, *quand celles-ci se produisaient à l'état*

(2) DOSTOIEWSKY : *Correspondance.*

de veille : Au milieu de l'abattement, du marasme mental, de l'anxiété qu'éprouvait le malade, il y avait des moments où son cerveau s'enflammait tout d'un coup, pour ainsi dire, et où toutes ses forces vitales atteignaient subitement un degré prodigieux d'intensité. La sensation de la vie, de l'existence consciente était presque décuplée dans ces instants rapides comme l'éclair. Toutes les agitations se calmaient, toutes les perplexités se résolvaient d'emblée en une harmonie supérieure, en une tranquillité sérieuse et joyeuse pleinement rationnelle et motivée. Mais ces moments radieux n'étaient encore que le prélude de la seconde finale, celle à laquelle succédait immédiatement l'accès. Cette seconde assurément était inexprimable. Dans ce dernier moment de conscience, le malade pouvait se dire clairement et en connaissance de cause : « Oui, pour ce moment on donnerait toute une vie. » Dans ce moment il me semble que je comprends le mot extraordinaire de l'apôtre : Il n'y aura plus de temps. Et il ajoutait avec un sourire : « C'est sans doute à cette même seconde que faisait allusion l'épileptique Mahomet quand il disait qu'il visitait toutes les demeures d'Allah en moins de temps qu'il n'en fallait à sa cruche d'eau pour se vider. »

L'aura de Kiriloff revêt ce même caractère mystique, apparaît comme un état d'extase orgueilleuse.

Il y a des moments, et cela ne dure que cinq à six secondes, où vous sentez soudain la présence de l'harmonie éternelle. Ce phénomène n'est ni terrestre, ni céleste, mais c'est quelque chose que l'homme sous son enveloppe terrestre ne peut supporter. Il faut se transformer physiquement ou mourir. C'est un sentiment clair et indiscutable. Il vous semble tout à coup être en contact avec toute la nature et vous dites : Oui, cela est vrai. Quand Dieu a créé le monde, il a dit à la fin de chaque jour de la création : « Oui, cela est vrai, cela est bon. »

C'est... ce n'est pas de l'attendrissement, c'est de la joie.

Vous ne pardonnez rien, parce qu'il n'y a rien à pardonner.
Vous n'accusez pas non plus. Oh ! ce sentiment est supérieur,
à l'amour ! Le plus terrible. c'est l'effrayante netteté avec
laquelle il s'accuse, et la joie dont il vous remplit. Si cet état
dure plus de cinq minutes. l'àme ne peut y résister et doit
disparaître.

Durant ces cinq secondes, je vis toute une existence
humaine, et pour elles je donnerais toute ma vie. car ce ne
serait pas les payer trop cher...

Et Dostoïewsky lui-même raconte : « Vous autres,
gens bien portants, ne soupçonnez pas le bonheur
que nous éprouvons, nous autres épileptiques, une
seconde avant l'accès. Mahomet, dans son Coran,
affirme avoir vu le paradis, y avoir été. De sages
imbéciles prétendent que c'est un menteur et un
fourbe. Oh ! que non ! il n'a pas menti. Il a certainement vu le paradis dans une attaque épileptique (car
il en avait comme moi). Je ne sais si cet état bienheu-
reux dure des secondes, des heures ou des mois, mais,
croyez-en ma parole, je ne le céderais pas pour toutes
les joies de la terre. » Et comme ses hôtes manifestent la crainte d'une attaque imminente, il coupe
court son récit, passe la main sur sa figure et dit avec
un mauvais sourire. « N'ayez pas peur, je sais d'avance
quand cela me prend...(1). » Ce « d'avance » s'évalue
à la durée de l'aura, c'est-à-dire à la seconde qui
précède immédiatement l'attaque.

Il semble que Dostoïewsky ait présenté quelques-
uns des équivalents psychiques de la crise épileptique ; ces substitutions furent cependant assez rares.
On connaît la fréquence et l'authenticité convulsive
de ses attaques... Et ce fait vérifie bien l'opinion

______
(1) Sophie KOVALEVSKY ; *Loc. cit.*

d'Esquirol que les absences et les vertiges entraînent plus rapidement et plus sûrement l'affaiblissement intellectuel que les grandes attaques convulsives même fréquemment renouvelées. — En 1849, pendant qu'il est en prison, Dostoïewsky se plaint de vertiges. « Voilà quelque temps, écrit-il, que j'ai la sensation que le sol se balance sous moi et dans ma chambre je suis comme dans un bateau à vapeur. J'en conclus que mes nerfs sont malades. » Il paraît aussi avoir été atteint de cet automatisme ambulatoire, de ce besoin de se déplacer, que les épileptiques montrent si souvent, en dehors de leurs crises. Tous ces voyages en Europe, pour avoir été conscients et préparés, ne laissent pas de nous paraître étranges, et nous savons que l'on tend à faire rentrer aujourd'hui dans la classe des états épileptiques bien des impulsions conscientes, que ce caractère de conscience en avait primitivement exclues (1).

« J'avais l'humeur inquiète et vagabonde, dit l'Idiot. Je pensais toujours à mon existence future, je voulais faire l'épreuve de ma destinée. *De temps en temps il m'arrivait de me trouver seul dans les montagnes au milieu du jour. Je me sentais pris du besoin de voyager. Il me semblait que si j'allais toujours droit devant moi, si je franchissais la ligne où le ciel se confond avec la terre, je trouverais au delà le mot de l'énigme, une vie nouvelle.* »

On peut saisir la description involontaire et inconsciente d'une absence épileptique dans cet autre passage de *l'Idiot* :

(1) Thèse de Ducosté : *De l'épilepsie consciente et mnésique, en particulier d'un de ses équivalents psychiques, le suicide impulsif conscient,* Bordeaux 1899.

« Je me rappelle que j'éprouvais un chagrin insupportable : j'avais envie de pleurer, j'étais étonné et inquiet. Je
me sentais au milieu de toutes ces *choses étrangères*. C'était
un marasme mortel. La circonstance qui y mit fin fut le
braiement d'un âne entendu sur le marché de Bâle. L'âne
m'impressionna extrêmement ; il me causa je ne sais pourquoi un plaisir extraordinaire et mon cerveau recouvra soudain sa lucidité. »

On doit rattacher à l'épilepsie tous ces phénomènes morbides que nous avons étudiés dans ce chapitre, mettre au compte de la maladie, l'instabilité
du caractère, l'imprévoyance de Dostoïewsky, son
égoïsme, son émotivité, ses phobies, aussi bien que
ses impulsions génésiques et que ses amours morbides. Ce sont là en effet, des manières d'être que
l'on retrouve chez presque tous les épileptiques :
« Ils sont sans cesse préoccupés de leur personnalité, égomaniaques, exaspérés par la plus légère
contradiction (1). » On sait très bien que l'épilepsie
n'est pas définie seulement par la crise convulsive
ou par ses équivalents, que l'on observe dans l'intervalle des accès ces troubles du caractère signalés
chez Dostoïewsky. Qu'il y ait des épileptiques exempts
de tares psychiques en dehors de leurs attaques, c'est
bien improbable... Dostoïewsky lui-même sait bien
que sa maladie ne se réduit pas à ses crises... mais
se traduit aussi par des modifications importantes du
caractère (2). « Je sais, dit le prince Muichkine, et de

---

(1) Féré : *Pathologie des émotions*, p. 401.

(2) Il ne faut pas oublier que Dostoïewsky souffrait aussi d'hémorroïdes... Dans *Un Adolescent* Versiloff dit : « Je me sens aujourd'hui

la façon la plus positive, qu'une maladie qui dure depuis vingt-quatre ans a dû forcément laisser des traces. »

Les conséquences plus immédiates de ses accès, c'était « l'hébétude, l'obscurcissement des facultés, l'idiotisme ». Après mes attaques, écrit Dostoïewsky, j'ai des crises de tristesse qui durent de cinq à huit jours.

Quand on m'eut emmené à l'étranger, raconte Muichkine, dans les différentes villes d'Allemagne où nous passions, je me bornais à regarder en silence, et je m'en souviens, je ne faisais même aucune question. Je venais d'avoir une série d'accès très violents. Or chaque retour de ces attaques, chaque recrudescence de ma maladie avait pour effet de me plonger ensuite dans une hébétude complète. Je perdais alors toute mémoire, l'esprit travaillait encore, mais le développement logique de la pensée était pour ainsi dire interrompu. Je ne pouvais pas lier l'une à l'autre plus de deux ou trois idées...

C'est d'ailleurs de Genève et de Dresde en 1867, lors de son plus long séjour dans l'Europe occidentale, qu'il écrit à Maïkoff qu'à la suite de ses crises de plus en plus fréquentes, « il sent son esprit s'affaiblir » et manifeste les craintes les plus vives de devenir fou. Sans doute, si des influences favorables n'étaient intervenues, s'il n'y avait pas dans la mentalité de Dostoïewsky tout un côté qui est comme à

singulièrement mal en point. Est-ce l'hypocondrie ? J'attribue cet état de malaise à mes hémorroïdes. » Dostoïewsky n'était pas seulement un déséquilibré cérébral, mais aussi un « déséquilibré du ventre ».

part de la névrose et qui la domine, les crises épileptiques l'eussent conduit à la folie ou au crime. « Ma
raison se troublait en vérité ; je le sentais et cet
énervement me menait parfois à des instants de
furie (1). » Il ne faut pas non plus oublier ce qu'il
disait à un ami de son état mental, à la suite des
accès : « L'abattement où ils me plongent est caractérisé par ceci ; je me sens un grand criminel ; il me
semble qu'une faute inconnue, qu'une action scélérate
pèse sur ma conscience ! (2). »

Le travail. — Mais, comme nous le signalions au
début, le caractère de Dostoïewsky n'est pas uniquement celui d'un épileptique, émotif, instable, déséquilibré. Il y a toute une partie du caractère que la
maladie n'explique pas ; c'est la volonté du travail.
Et d'une façon très nette apparaît ici la distinction de
l'homme malade et de l'homme sain, le dualisme
irréductible de l'épilepsie et du génie : toute la
volonté de Dostoïewsky, absente ou affaiblie par
ailleurs, paraît s'être cristallisée en un point ; l'amour
du travail. Fréquemment il insiste sur l'influence
bienfaisante, moralisatrice, du travail, librement
imposé et utile : « L'homme, dit-il, ne peut exister
sans travail, sans propriété légale et normale, sans
quoi il se pervertit et se change en bête fauve. »
Il écrit de Dresde en 1871 : « Si ce n'était le travail,
l'ennui me mènerait à la folie. » Nous retrouvons

(1) Cité par Merjekowski : *loc. cit.*, p. 122.
(2) D'après M. de Vogüé: *loc. cit.*

encore ces lignes dans *Ame d'enfant : «* Je crois que si je n'avais pu échapper à ce cercle de lassitude et d'ennui par mon activité intellectuelle, le doute et le désespoir m'eussent peut-être jeté dans une voie fatale. » On sait d'ailleurs les pénibles conditions dans lesquelles il travaillait. Pendant toute sa vie il ne produit aucun ouvrage qui ne soit payé d'avance : « Je suis un prolétaire de la littérature, et si quelqu'un a besoin de mon travail, il doit me pourvoir d'avance. »

Il m'est arrivé très souvent, ajoute-t-il, dans ma vie littéraire, que le commencement d'un chapitre de roman ou de nouvelle était déjà sous presse alors que la fin en était encore dans ma tête et devait absolument être écrite pour le lendemain. La besogne à laquelle m'obligeait le manque d'argent m'a étouffé et rongé. Mes misères se termineront-elles un jour ? Ah ! si j'avais de l'argent, l'avenir assuré ! (1).

On se demanderait vainement ce qu'il aurait pu produire dans des conditions d'existence différentes. Nous avons dit que la misère ne fut pas dans la vie de Dostoïewsky un accident, une contingence, mais qu'elle est inséparable du déterminisme complexe et indivisible, dont l'œuvre de génie est le terme.

Et cependant, même dans des conditions si difficiles, il trouve le moyen de ne jamais perdre courage, et l'occasion de ne pas écrire seulement pour « se faire de gros sous ». « Quelque mauvais et abominable que soit ce que j'écris, l'idée du roman et son élaboration me sont à moi, pauvre homme, à moi auteur, plus précieuses que tout au monde !... Le croi-

(1) Cité par Merejkowski, *loc. cit.* p. 114.

riez-vous ? Bien que je les aie préparés depuis trois ans, il y a des chapitres que j'écris puis que je mets au rebut, pour les écrire et les récrire de nouveau (1). » Ce n'est donc pas la misère seulement qui l'oblige à travailler, à utiliser son génie pour vivre ; mais encore l'amour de son art, la passion qu'il avait vouée à la littérature (2).

On peut expliquer l'heureuse influence que Dostoïewsky reconnaît au travail sur sa santé morale, par la restitution, sous cette forme, d'émotions qui auraient été dangereuses si elles n'avaient pas été ainsi déviées.

Analyser sa souffrance, c'est, pour un curieux de soi-même, l'adoucir, en transmuer le retentissement douloureux en un autre mode de vibrer, la création artistique. On peut dire de lui, et il semble avec plus de raison encore, ce que Maurice de Fleury dit de Victor Hugo : « Au lieu de se laisser surmener, torturer par les forces qui l'envahissaient, au lieu de s'y complaire, il les restituait sous forme de travail... (3). » L'artiste qui, ayant pleuré, rappelle ses larmes, ayant péché, avoue sa faiblesse, se garde par là

(1) Cité par Merejkowski : *loc. cit.*, p. 121.

(2) « Ce qui doit mériter la gloire dans l'art, dit Balzac, c'est surtout le courage, un courage dont le vulgaire ne se doute pas ; penser, rêver, concevoir de belles œuvres est une occupation délicieuse. C'est mener la vie de courtisane occupée à sa fantaisie, mais produire ! mais accoucher ! mais élever laborieusement l'enfant ! Cette habitude de la création, cet amour infatigable de la maternité qui fait la mère, enfin cette maternité cérébrale, si difficile à conquérir, se perd avec une facilité étonnante. » (*La Cousine Bette.*)

(3) M. de Fleury : *Introduction à la médecine de l'esprit*, cité par Ségalen : *loc. cit.*

même de nouveaux chagrins et de nouvelles erreurs... Le travail, la convergence des forces mentales « disponibles » vers un but posé, est une préservation de la folie, une sauvegarde contre les forces morbides insoumises, contre la désintégration du moi, sous l'influence de l'épilepsie et des prédispositions exagérées de la race : « L'homme russe est un homme vaste, vaste comme sa terre, terriblement enclin à tout ce qui est fantastique et désordonné ; c'est un grand malheur d'être vaste sans génie particulier (1). » Le génie, c'est-à-dire le caractère, au sens du latin *genius*, la puissance de direction, c'est le travail qui, sous forme de concepts, restitue et assainit des émotions morbides.

Et à mesure que nous avançons dans notre étude, nous acquérons plus de droits de penser que si Dostoïewsky n'a pas réalisé les pires conséquences de sa maladie, s'il n'en a pas épuisé les plus tristes symptômes, pour aboutir à l'une de ces trois alternatives qu'il signale comme la fin de ses épileptiques, le crime (Smerdiakoff), le suicide (Kiriloff) ou la démence (prince Muichkine), c'est peut-être parce qu'en l'absence de freins cérébraux volontaires, il en possédait un d'instinctif, son génie, dont la puissance, actualisée par le travail, suffisait à le retenir dans les limites de la raison.

(1) Dostoïewsky : *Crime et Châtiment.*

CHAPITRE IV

L'intelligence. — L'œuvre.

—————

« L'aiguillon nécessaire à l'écrivain, dit Dostoïewsky, c'est l'acuité d'esprit, inséparable d'un sentiment profond. » Cette définition, qui néglige volontairement les bizarreries du caractère, éloigne du champ de la supériorité intellectuelle la mauvaise graine épileptique, est une formule assez exacte de son génie. Nous avons été aux « profondeurs » les plus accessibles du sentiment ; il nous reste encore à vérifier cette acuité d'esprit, la valeur des qualités intellectuelles.

Elles sont susceptibles d'être relevées par l'instruction acquise, l'examen de la cérébralité, les écrits, les jugements portés sur l'œuvre par les supérieurs, les égaux et les inférieurs, toute une foule ou toute une époque...

Merejkowski nous dit que de très bonne heure l'instruction de Dostoïewsky prit un caractère d'universalité que ne présentent ni celle de Tourgueneff, ni celle de Tolstoï. A seize ans, il avait lu Pouchkine et Gogol, Alexandre Dumas, Eugène Sue, Balzac, George Sand. « Ses goûts et ses jugements littéraires, dit Merejkowski, sont étonnamment indépendants et réfléchis pour être ceux d'un adolescent. La littérature russe et celle de l'Europe occidentale lui sont également accessibles. Il dit à son frère, dans une de ses lettres juvéniles, extrêmement enthousiastes, datées de l'École des Ingénieurs : « Nous avons parlé d'Homère, de Shakespeare, de Schiller, d'Hoffmann. J'ai appris Schiller par cœur ; je redis ses phrases, je rêve de lui. » Et ce n'est pas seulement Shakespeare et Schiller, comparativement plus rapprochés du niveau intellectuel de la jeunesse russe d'alors, séduite par le romantisme et le moyen âge, qu'il savait apprécier, mais aussi les classiques français du xviie siècle, Racine et Corneille. Ce sentiment si profond et si raffiné de la culture la plus lointaine et la plus étrangère se manifeste justement en ce que, tout en reconnaissant ce qu'il y a de conventionnel dans l'idéal des classiques français, ce jouvenceau moscovite, fils d'un simple médecin d'hôpital, s'extasie devant la perfection et l'harmonie de la forme chez les poètes de la cour de Louis XIV. Et *Phèdre :* je ne saurai de quel nom t'appeler si tu dis que *Phèdre* n'est pas l'expression la plus pure et la plus haute de la nature et de la poésie ! C'est presque une œuvre de Shakespeare, bien que la statue soit en plâtre, non en marbre. Dans une autre lettre, il défend Corneille contre les attaques de son frère : « As-tu lu le *Cid ?* Lis-le, homme pitoyable, lis-le et tombe dans la poussière aux pieds de Corneille... »

« Et durant toute sa vie, Dostoïewsky conserva cette délicatesse du jugement à l'égard de la culture universelle, « universellement humaine » selon son expression (1). »

Si nous passons à l'examen des aptitudes et des opérations intellectuelles, nous pourrons distinguer dans l'intelligence totale les opérations sensitives (mémoire, imagination, rêve) et les opérations intellectuelles proprement dites (attention, observation, jugement, etc...) (2).

La mémoire. — La mémoire consciente, la faculté non pas seulement de retenir des perceptions ou des émotions et de les restituer, mais encore de situer dans le passé, à une date précise, les images ainsi rappelées, paraît avoir été atteinte dans son fonctionnement, chez Dostoïewsky, sous l'influence de l'épilepsie. Il se plaint très souvent dans sa correspondance, que ses crises lui fassent perdre la mémoire, qu'elles le laissent chaque fois pendant plusieurs jours dans un état de marasme et de dépression tel, que sa réceptivité est obtuse et son souvenir indistinct. Ce ne sont là que des moments où la faculté de se rappeler fléchit : mais à la longue et d'une façon permanente, la mémoire s'affaiblit, paraît continuellement insuffisante. C'est ainsi qu'il dit être né en 1822, alors que son acte de naissance mentionne l'année 1821, et qu'on peut expliquer les contradic-

<hr>

(1) MEREJKOWSKY : *loc. cit.*, p. 104, 105.

(2) BOSSUET : *La Connaissance de Dieu et de soi-même*. Nous adoptons cette division plutôt pour sa commodité que pour son exactitude.

tions qu'il lui arrive si fréquemment de commettre : aux uns il affirme que ses crises ont débuté aux travaux forcés, aux autres après sa libération du bagne... Il écrit lui-même vers la fin de sa vie : « Vous m'excuserez du retard que j'ai mis à vous répondre. J'ai la mémoire très faible, à tel point que je ne reconnais pas les gens dont j'ai fait une première fois connaissance : c'est pourquoi j'ai beaucoup d'ennemis. »

On pourrait s'étonner que chez un homme de génie, la mémoire présente de telles faiblesses, mais elles sont largement compensées par ses aptitudes imaginatives.

L'imagination. — Chez Dostoïewsky en effet, la mémoire et l'imagination apparaissent comme deux facultés distinctes. Ce sont termes pris pendant longtemps pour synonymes. Au xviiie siècle, l'imagination n'est pas autre chose qu'une simple mémoire imaginative, une façon de rappeler des états anciens. En réalité il convient de distinguer l'image en tant que telle, c'est-à-dire un état psychologique conservé — le souvenir qui ne comporte pas seulement un sentiment de déjà vu, mais une localisation dans le passé, — et l'imagination qui est la combinaison des images et des souvenirs, leur association pour une représentation anticipée de l'avenir, pour symboliser un idéal.

Étudions la nature des images (images proprement dites et souvenirs) retenues dans la conscience de Dostoïewsky. Ce sont des perceptions, des émotions, des abstractions.

1. *Perceptions.* — α) *Images visuelles.* — Le souvenir d'une exécution capitale vue à Lyon qu'il rappelle très fréquemment et qui lui inspire de très belles pages, la place Semenowsky, la lecture de l'arrêt de mort, retenue surtout comme une image visuelle, l'habit des condamnés, le « moment » de l'exécution de 1849, — les pensionnaires, on pourrait dire les tableaux de la *Maison des Morts*.

β) *Images auditives.* — Moins nombreuses, ne constituent pas des matériaux importants. Il aime le son d'un orgue de Barbarie, la musique de *Robert le Diable* « qui sent le cimetière ».

γ) *Images motrices.* — On peut noter le souvenir confus ou plutôt l'image qu'il se fait de ses convulsions, de sa manie ambulatoire, des gestes impulsifs, le souvenir de ses timidités qu'il apprécie comme un mouvement de défense, de reploiement, de ses audaces qui apparaissent comme des impulsions, analogues aux mouvements de l'émotif qui se jette tête baissée...

δ) *Images vitales*, relatives à l'exercice du sens vital. On peut se demander tout d'abord si l'habitude de la souffrance, c'est-à-dire d'une dysharmonie physique, n'est pas une condition meilleure d'une connaissance exacte et approfondie de soi, que l'état de bien-être général, de cœnesthésie agréable, auquel l'esprit ne prête pas attention parce qu'il est l'état normal, inconscient ; d'autre part, si les sentiments d'humanité, peut-être spéculatifs, mais en tout cas très réels de Dostoïewsky ne tiennent pas au nombre et à la variété d'images vitales désagréables retenues. D'une façon plus générale, il y a lieu de penser que plus le symbolisme de l'organisme dans la conscience est achevé, plus la représentation du monde extérieur est exacte (1). Ainsi chez Dostoïewsky.

II. *Émotions.* — Ce sont des états de plaisir ou de douleur, conservés comme tels, avant d'avoir revêtu la forme d'un symbolisme général représentant l'organisme ou le monde extérieur ; il y a une mémoire émotive qui paraît avoir été chez Dostoïewsky exceptionnellement riche, une faculté de retrouver les joies et les peines non pas dans les mots simplement, non pas confondues avec des images visuelles ou auditives, mais proprement en elles-mêmes. En observant bien il nous paraît que Dostoïewsky ne fut ni un visuel, ni un moteur, et qu'on pourrait peut-être constituer, à côté de ces variétés déjà décrites, un tempérament émotif, c'est-à-dire une catégorie de gens chez lesquels persisterait et se renouvellerait plus aisément la nuance émotive de leurs états totaux, et dont Dostoïewsky représente véritablement un type.

III. *Abstractions.* — Ce sont les produits de l'induction, les symboles, les points de repère retenus qui servent à la construction, à la synthèse : ainsi les caractères génériques des criminels qui permettent de constituer un type criminel, — la transmutation de ses propres sensations en abstractions imperson-

(1) Voir à ce sujet le journal de Maine de Biran.

nelles qui forment les types psychopathiques de ses romans, etc.

Ce sont là les matériaux de l'imagination, les points de départ de la construction imaginative... On peut observer chez Dostoïewsky, dans la faculté de les combiner, l'alliance de l'esprit scientifique et de l'esprit mystique, du rêveur et de l'homme positif : il a le souci constant d'une rénovation, d'une suprématie du peuple russe, de la réforme du régime pénitentiaire...

Les hallucinations. Le mysticisme. — Nous savons par l'aveu même de Dostoïewsky qu'il eut des hallucinations dans sa jeunesse; mais il ne nous dit pas la forme précise de ce « subconscient objectivé ». Nous n'avons pas trouvé dans sa vie de raisons suffisantes pour rapporter à Dostoïewsky les hallucinations décrites dans son œuvre, parmi lesquelles une hallucination du sens génital (Svidrigaïloff). Il est plus probable qu'il eût plutôt des obsessions hallucinatoires que de véritables hallucinations ; c'est-à-dire un onirisme anxieux, sans objet précis (1). Nous pensons qu'il serait exagéré d'admettre, comme Lombroso (2), que l'écrivain qui s'attriste sur le sort de ses héros, qui s'émeut des aventures de ses personnages aussi bien que s'il s'agissait de faits véritables, est un halluciné.

(1) V. l'angoisse, p. 52, les phobies, p. 85. Ces hallucinations obsédantes rentrent dans la classe des états neuro-psychopathiques, définie par Pitres et Régis dans leur rapport au Congrès de Moscou (1897) et qui constituent un groupe intermédiaire aux névroses et aux folies proprement dites.

(2) LOMBROSO : *loc. cit.*, p. 43-44.

Cet onirisme hallucinatoire, cette tendance du subconscient à s'objectiver peuvent être considérés
comme un état mystique exagéré. Dostoïewsky avait
deux excellentes raisons d'être un mystique. C'est un
épileptique, c'est surtout un Russe. Max Nordau
tend à faire du mysticisme presque un stigmate
mental pathognomonique de la dégénérescence. En
réalité, si beaucoup de dégénérés sont des mystiques,
tous les mystiques ne sont pas des malades... ou
bien il faudrait taxer de dégénérescence, et exclure
du progrès humain, des races entières. Il y a un
nombre infini de gens, qui, à la place d'un idéal précis
vers lequel convergent des efforts attentifs et mesurés,
manifestent un besoin d'inconnaissable et de mystère, qui s'exprime dans la prière, dans un sentiment
religieux excessif. Le mysticisme de Dostoïewsky
n'est qu'un cas particulier du mysticisme russe dont
l'attrait, par affinités naturelles, a séduit les critiques
mystiques français : E. Melchior de Vogüé apprécie
chez Dostoïewsky « l'art d'éveiller en une ligne, en
un mot, des résonnances infinies, des séries de sentiments et d'idées. Les mots traînent derrière eux de
sourdes répercussions qui vont se perdre on ne sait
où. Ils voient les choses et les figures dans le jour
gris de la première aube ; leurs contours mal arrêtés
finissent dans un possible confus et nuageux. »

L'analyse psychologique du mysticisme nous
donne une volonté attentive faible, des associations
d'idées non réglées, la multiplicité des aperçus dont
aucun n'est poursuivi de façon complète, l'indécision
de la pensée entre l'affirmation de deux contraires au

même moment, ainsi que le montre cette phrase caractéristique de Diévouchkine dans *les Pauvres Gens :* « Moi-même je suis exactement dans le cas de ce joueur d'orgue ; ou plutôt non, je ne suis pas du tout dans son cas », un mélange de sensualité et de spiritualité, de ferveur religieuse et amoureuse (1). »

Dans le mysticisme de Dostoïewsky qu'est-ce qui tient à l'épilepsie, quelle autre part doit-on faire à la race ? Cela est bien difficile à dire. Toujours est-il qu'il dérive physiologiquement ou pathologiquement, de cette intériorité excessive, de cette prépondérance des sensations vitales sur les impressions périphériques, des nerfs des organes et du sympathique sur le système cérébro-spinal. Sophie Kovalevsky nous dit, à propos du sentiment musical plutôt obtus de Dostoïewsky, qu'il était du nombre de ces personnes pour lesquelles les jouissances musicales dépendent purement d'une cause subjective, leur disposition d'esprit. Certains jours la musique la plus belle peut les faire bâiller ; à certains autres, un orgue de Barbarie, grinçant dans la rue, les attendrira jusqu'aux larmes... Il en est ainsi à peu près de toutes les impressions sensorielles, dont l'émotion qu'elles provoquent chez Dostoïewsky est surtout fonction du sujet (2).

Nous avons vu au chapitre du sentiment religieux

(1) Max Nordau explique physiologiquement cette teinte érotique si fréquente du mysticisme par le développement exagéré des centres sexuels. Mais celà est vrai seulement chez les dégénérés.

(2) « A Florence, à peine avait-il mis les pieds aux Uffizi qu'il sortait ennuyé ; il passa son temps à causer au café, avec un compagnon de voyage et à lire. » (WALIZEWSKI : *loc. cit.*)

que le mysticisme qui caractérise la race, accru chez Dostoïewsky par ses dispositions mentales d'épileptique, avait triomphé dans le maintien de ses croyances sur l'esprit critique du psychologue.

Et malgré tout, Dostoïewsky est moins un mystique qu'un psychiatre, un artiste rêveur, qu'un savant.

Opérations intellectuelles. — Nous en sommes arrivé aux opérations intellectuelles proprement dites : l'attention, l'observation, le jugement et le raisonnement (1).

Sur la capacité d'attention de Dostoïewsky, sur l'effort attentif volontaire, sa continuité, sa courbe, nous ne sommes pas fixé. Les renseignements que nous avions demandés sur ce point ne nous ont pas été fournis, et l'on est obligé de conclure par le résultat de l'effort, l'œuvre produite.

Observation. — Des trois grandes voies d'observation qui se proposent à l'écrivain réaliste : l'observation subjective, objective, indirecte ou documentaire quelle fut celle où Dostoïewsky s'engagea ? Nous dirons dans l'étude de l'œuvre que c'est par la différence de la manière d'observer que le génie de Dostoïewsky se distingue du talent, assurément considérable, d'Émile Zola.

Comme le signale très justement Bajenow, à l'épo-

---

(1) Nous étudierons surtout les procédés d'observation de Dostoïewsky. La faculté de juger et le raisonnement demandent, pour être appréciés, des *mental tests* d'un long développement. Nous ne croyons pas pouvoir en fournir de meilleurs et de plus probants que son œuvre, ses découvertes en psychologie morbide.

que où Dostoïewsky composait ses romans, il n'existait en russe aucun ouvrage consacré à la psychiatrie, et les traités classiques de Krafft-Ebing et Schüle en Allemagne, les leçons cliniques de Magnan en France n'avaient pas encore vu le jour. L'observation de Dostoïewsky est donc directe, subjective et objective.

Il convient de réduire à son importance réelle le rôle de l'observation objective et sa contribution à l'œuvre du romancier. Il est hors de doute que le séjour de quatre années que fit Dostoïewsky à la Maison des Morts a eu une grande influence sur la direction de son esprit, et a puissamment contribué à déterminer la forme de son génie. Il y entrait d'ailleurs préparé par un milieu spécial, la Russie d'avant 1849, dont nous avons dit l'agitation et le désordre. Les conversations de Pierre Verkhovensky se tenaient entre 1840 et 1850, et la psychologie des sociétés secrètes fut à Dostoïewsky d'autant plus facile qu'il les avait lui-même fréquentées. Il faut donc tenir compte en premier lieu d'une puissance d'observation qui lui a permis de retenir des faits entre lesquels personne avant lui n'avait établi de rapport.

De cette observation on peut dire qu'elle fut ignorante, vierge d'étiquette nosologique (1), « aboutissant à un type morbide précis sans partir d'un diagnostic connu. C'est ainsi que Bajenow reconstitue l'observation de Stravroguine et de von Lembke des *Possédés*

(1) Ségalen : *De l'observation chez les écrivains réalistes*, thèse de Bordeaux, 1901-1902.

et note chez Dostoïewsky de petites erreurs de détail
qui montrent l'ignorance superbe où il était de la portée
de son observation, et nous font penser au prota-
goniste de ce procédé merveilleux, d'un temps moins
averti encore, à l'incommensurable Shakespeare.

Mais, nous l'avons dit à plusieurs reprises, sa
prescience a plus d'une fois devancé les faits : ceux-
ci sont venus pour ainsi dire vérifier sa divination.
Et nous connaissons à son génie d'autres ressources :
son être intime dont il pouvait faire l'observation
continue. Dostoïewsky a certainement trouvé en
lui-même des éléments suffisants pour décrire bien
des types psychopathiques que nous trouvons dans
son œuvre. Son observation domine et interprète ses
images mentales morbides. Sa réflexion lui fait
reconnaître en elles non pas quelque chose de contin-
gent et d'accidentel, mais d'humainement possible.

.˙.

L'œuvre de Dostoïewsky est pour le psychiatre une
mine d'une inépuisable richesse, non pas seulement
pour la part d'autobiographie qu'elle renferme, mais
aussi parce qu'il y vérifie les découvertes scientifiques modernes. A ce dernier point de vue,
elle peut être considérée comme un *mental test*,
un témoignage de capacité mentale, de très grande
valeur. C'est, au même titre que sa curiosité, sa vie
sexuelle, ses actes de bonté ou de rancune littéraire,
son émotivité et ses crises, un produit de sa menta-

lité dont nous devons maintenant apprécier la qualité avant de proposer quelques conclusions.

Nous exposerons dans leurs grandes lignes les admirables descriptions des types psychopathiques découverts par Dostoïewsky dans un pays et à une époque où l'esprit humain n'avait pas été encore orienté vers ces recherches. On peut dire, qu'à part Shakespeare peut-être, Dostoïewsky est unique dans son genre. Nombreux sont les auteurs qui ont donné dans leurs livres des descriptions de maladie mentale. Mais ils ont tous ajouté à leurs sensations plus ou moins nombreuses ou à leur divination plus ou moins aiguë le bénéfice d'une documentation, transporté dans les pages de leurs œuvres des types de malades déjà établis par la science... Ainsi Huysmans, Richepin, les Goncourt dont *Germinie Lacerteux* reste un effort génial isolé. Ainsi Zola, malgré sa superbe conception et sa psychologie profonde des foules, sur la documentation duquel le Dr Cabanès (1) et le Dr Ségalen (2) nous ont fourni des renseignements précieux.

Dostoïewsky, absolument ignorant en ce qui concerne la psychiatrie, écrivant à une époque où cette science était bien loin de prospérer même dans les cercles médicaux russes (3), et sans s'être proposé comme but de faire dans ses romans de la psychologie morbide, a, par la seule force de son génie et de son intuition, donné dans ses œuvres toute une galerie

(1) *Chronique médicale*, 15 novembre 1895.
(2) Ségalen, thèse de Bordeaux, 1901-1902.
(3) D'après Bajenow.

de types psychopathiques décrits avec l'exactitude d'observations cliniques.

Le professeur Tschisch qui a fait une étude sur « Dostoïewsky psychopathologue » ne compte pas moins de quarante portraits de divers types de malades, dans toute l'œuvre de Dostoïewsky.

Il y a entre Dostoïewsky et tous les autres écrivains qui se sont occupés de maladies mentales, la différence qui sépare la découverte scientifique et la clairvoyance du génie, de l'érudition acquise par une supériorité intellectuelle plus ou moins marquée, mais appuyée dans tous les cas sur un nombre imposant de fiches et de documentations ; sans compter que l'observation indirecte, confine parfois au plagiat, déchoit bien vite jusqu'au degré infime de la vulgarisation scientifique, au culte du feuilleton et au désir prépondérant du succès, ainsi qu'il apparaît manifestement chez Hector Malot et autres gens de lettres. Vers 1885, lors de l'avènement à Paris de la littérature russe, Zola comparait Dostoïewsky à Gaboriau. Ce sont en réalité deux termes extrêmes dont Zola lui-même se tient à une distance égale, respectable : d'un côté l'intuition de Dostoïewsky, inconscient de la beauté clinique de son œuvre ; de l'autre, une vague érudition avec son cortège d'erreurs et de tares essentielles, la parfaite incohérence des symptômes décrits, traduisent l'incompétence de l'auteur en matière mentale.

C'est par son œuvre, d'ailleurs, que Dostoïewsky semble s'être délivré de sa personne psychologique inférieure ; sa « guenille » d'épileptique est remplacée ou bien recouverte par le riche manteau de son génie qui transforme l'homme, lui donne une toute autre apparence. Les principes directeurs des idées nous font oublier les simples fantaisies, les bizarreries du caractère, les goûts plus ou moins étroits, les préjugés, les obsessions de l'épileptique.

Nous étudierons les principaux types de maladies décrits par Dostoïewsky, dans la mesure où nous le permettra le programme de ce travail. Cette étude demanderait, pour ne rien omettre et pour insister sur tous les détails, un volume à part (1).

Nous nous bornerons ici à une revue rapide des types morbides principaux, sans prétendre faire leur « histoire clinique » complète.

Les Criminels (2).

a) *La Maison des Morts.* — Dostoïewsky, cinquante ans avant l'anthropologie criminelle, décrit des types de criminels dont il n'est pas un caractère qui n'ait été confirmé par les récentes et laborieuses recherches des criminologistes contemporains. Si, reprenant la classification d'Enrico Ferri : criminels nés, criminels par habitude acquise, criminels par occasion, criminels par passion, criminels fous,

---

(1) Effrayé par cette nécessité, nous avions primitivement l'intention de limiter ce travail à l'observation de l'état mental de Dostoïewsky; mais comme la valeur de ses écrits entre en première ligne de compte dans l'appréciation finale que nous porterons sur lui et qu'ils sont en France encore trop ignorés, nous devions au lecteurs quelques indications sur son œuvre, au moins brèves.

(2) Nous avons largement utilisé dans la rédaction de ce paragraphe la remarquable étude de Tschisch (*Rapport au Congrès d'anthropologie criminelle d'Amsterdam*, 1901).

on cherche à distinguer ces divers types dans l'œuvre de Dostoïewsky, on remarque tout d'abord que celui-ci n'a pas établi dans sa description une démarcation nette entre les deux premières catégories. Dostoïewsky paraît avoir très bien vu qu'elles ne se distinguent pas essentiellement ; et c'est précisément la position de l'École française, qui revendique l'influence des éducations et des milieux négligée à tort par Lombroso.

En réalité, il n'y a pas un criminel né, mais des impulsifs nés. Le crime ne peut pas se réduire à des dispositions anatomiques. C'est un fait social, c'est un acte nuisible à l'existence d'une collectivité humaine, et conditionné par elle... Ce qui est individuel, c'est l'impulsivité, dont des milieux différents pourront déterminer des formes différentes, ici un crime, là, un acte de dévouement, ailleurs un acte de vertu civique... (1)

On ne peut pas admettre un criminel né, pas plus qu'une prostituée née (2), c'est-à-dire un individu qui doive fatalement, quel que soit le milieu où il sera jeté et l'éducation qu'il subira, devenir l'un ou l'autre. Il n'y a pas de péché originel qui nous détermine, dont toute notre vie développera les conséquences. Il y a des possibilités de réformation, des

---

(1) « Charnellement se joindre avecque sa parenté,
En France, c'est inceste ; en Perse, charité. »

Mathurin Régnier.

(2) Dostoïewsky indique très nettement que la prostitution de Sonia (*Crime et Châtiment*) est déterminée uniquement par le milieu, la misère, le sacrifice de sa vertu, — mais non de sa pudeur — aux besoins de sa famille.

ressaisissements de la volonté, des déviations heureusement préservatrices (1).

Sans doute, il y a un type psychologique du criminel, dont l'étude nécessite une méthode et des procédés spéciaux : mais ce n'est pas un type « préétabli » d'avant la naissance. C'est un type « postétabli » par les méfaits d'une éducation mauvaise, de déchéances successives dans divers milieux, et dont la société est pour une part responsable. « La société, dit M. le professeur Lacassagne, n'a que les criminels qu'elle mérite. »

Et cette idée, nous l'avons retrouvée dans Dostoïewsky, qui fait dire à l'équitable starets Zossima dans *les Frères Karamazoff* cette parole énergique : « Souviens-toi que nul homme n'a le droit de te juger. Le juge même, assis sur sa chaise, est peut-être plus coupable que le criminel, du crime sur lequel lui, juge, va se prononcer. Qui sait ? Si le juge était juste, peut-être le criminel ne serait pas coupable... » Donc, Dostoïewsky, par sa confusion des deux types différenciés par Lombroso, du criminel né et du criminel par habitude acquise, est avec l'École lyonnaise contre l'École italienne.

Bien avant Lombroso d'ailleurs, Dostoïewsky avait montré très nettement qu'il faut étudier le criminel

---

(1) Si le crime avait des stigmates anatomiques, sa transmission héréditaire serait presque fatale. Or, Paul Mimande montre, dans *Criminopolis*, que les enfants de la Nouvelle-Calédonie, issus de forçats et de prostituées ou de criminelles, ne présentent pas de caractères spécifiques qui les différencient des enfants de notre bourgeoisie la plus honnête. Même exemple pour les fils de convicts en Australie. V. LACASSAGNE : *l'Évolution de la médecine légale et les théories de la criminalité*, conférence aux Amis de l'Université, 24 janvier 1897.

et non pas le crime, la personne morale et physique du délinquant et non pas seulement l'article du code violé par la loi, comme s'obstinent encore à le faire beaucoup de magistrats. « Même après les efforts renouvelés de l'anthropologie criminelle, les magistrats, dit E. Ferri, ne voient dans le délit que sa surface juridique : ils ne veulent pas ou ne savent pas voir dans leurs inculpés, en dehors des anomalies prévues par la loi, des hommes différant des autres par certaines conditions physiques ou psychiques plus ou moins apparentes... (1). »

On ne saurait juger, dit Dostoïewsky, le crime avec des opinions toutes faites et sa philosophie est un peu plus compliquée qu'on ne croit. Il est avéré que ni la maison de force, ni les bagnes, ni le système des travaux forcés ne corrigent le criminel ; ces châtiments ne peuvent que le punir et rassurer la société contre les attentats qu'il pourrait commettre. La réclusion et les travaux excessifs ne font que développer chez ces hommes une haine profonde, la soif des jouissances défendues et une effroyable insouciance. Le célèbre système cellulaire n'atteint qu'un but apparent et trompeur, montre une momie desséchée et à moitié folle comme un modèle d'amendement et de repentir. Le criminel qui s'est révolté contre la société, la hait, et s'estime toujours dans son droit. La société a tort, lui, non ; n'a-t-il pas subi sa condamnation ? Aussi est-il acquitté, absous à ses propres yeux.

Ailleurs Dostoïewsky dit encore : « Notre monde avait ses mœurs, ses coutumes, ses lois spéciales. C'était une maison morte vivante, une vie sans analogue et des hommes à part... Autant de caractères, autant de crimes différents. »

(1) E. FERRI : *Les criminels dans l'art et la littérature.*

Dostoïewsky, qui ne prêtait en général que peu d'attention à l'extérieur de l'homme, n'insiste pas sur les stigmates physiques des criminels, décrits par Lombroso avec un luxe inouï, une variété sans doute profuse. Il note seulement leur laideur antipathique.

Parmi les signes mentaux caractéristiques, Dostoïewsky signale :

L'insensibilité morale et l'absence du sens moral. — Comme ce dernier est en partie le résultat de l'expérience acquise dans la concurrence vitale, en partie héréditaire ou inné, on ne saurait parler d'une atrophie congénitale du sens moral. Les acquisitions, dans le milieu social, ne se sont pas faites. Ainsi tous les efforts que fait Dostoïewsky pour convaincre Pétroff, qui lui a volé sa bible de l'immoralité de cette action, sont inutiles.

Le métier de délateur florissait dans la Maison des Morts. Les espions n'étaient pas haïs de leurs camarades. Dostoïewsky assure qu'il était impossible d'expliquer à ces gens la bassesse de l'espionnage.

« Ils s'injurient avec raffinement, en vrais artistes. » Et cependant ils ont des réveils. Ainsi aux environs de Noël les prisonniers montrent des sentiments plus humains.

Et il semble bien que Dostoïewsky en nous indiquant que les prisonniers de la Maison des Morts ont à certains moments conscience qu'ils sont en dehors de la société, veuille nous montrer qu'il n'y a pas entre le criminel et l'honnête homme une différence de structure irréductible, spécifique, mais plutôt une différence dans l'évolution.

Insensibilité physique. — Dostoïewsky note la disvulnérabilité des criminels. Les prisonniers subissent les verges sans crier, supportent les plus horribles punitions avec un calme remarquable ; mais ils s'emportent au contraire sur une observation même insignifiante (émotivité).

Répugnance au travail. — Ils ont une répugnance organique au travail continu et efficace.

Mysticisme. — Dostoïewsky affirme que l'homme criminel est religieux ; les prisonniers priaient Dieu avec ferveur et suivaient volontiers toutes les cérémonies du culte. Qu'un paysan russe soit assassin ou voleur, il n'oublie pas pour cela de faire le signe de la croix et de réciter ses prières.

Puérilité. — Les criminels sont de grands enfants. Dostoïewsky remarque le goût puéril et primitif des criminels pour les vêtements voyants.

Vanité. — Ils sont vaniteux, envieux, susceptibles, présomptueux, Leurs *occupations préférées* sont les cartes, l'alcool, les plaisirs d'amour. Dostoïewsky nous donne des renseignements instructifs sur le trafic de l'eau-de-vie et sur la pédérastie aux travaux forcés.

Il n'y a pas d'amitié dans la Maison des Morts. C'est l'envie ou l'impulsion homicide que réveille à chaque moment la cohabitation forcée, ou bien c'est un sentiment unanime d'admiration pour un criminel habile, capable d'un grand coup. Les criminels ne respectent que le succès, Ainsi s'explique la popularité du lieutenant géôlier Smékaloff, qui, par pure insensibilité morale, fait administrer pour un rien des centaines de coups de fouet et s'amuse à épouvanter sa victime. « Cet homme, dit E. Ferri, n'a violé aucun article du code pénal, mais possède tous les caractères anthropologiques du criminel. » Dans le même ordre d'idées, on remarquera la cruauté des criminels envers un chien bon et fidèle et leur admiration pour l'aigle méchant, vigoureux.

Dostoïewsky fait remarquer l'indiscipline particulière des criminels dans les mois chauds. Il y a donc sur la criminalité une influence du milieu physique aussi bien que du milieu social.

Il fait des observations profondes sur les effets démoralisateurs du pouvoir absolu, sur les instincts de bourreau plus ou moins assoupis dans chaque homme : « On se représente difficilement, dit-il, jusqu'à quel point un homme peut se dénaturer. » On relira les pages sur les bourreaux, qui sont d'une psychologie profonde et sûre.

Il y a dans la Maison des Morts, égarés parmi ces natures criminelles, qui ont nom Pétrof, Souchiloff, Gazine, Orloff, Louka, Baklouchine, etc., des pseudo-criminels. Ainsi le jeune Aléi que les lois de sa tribu ont obligé à accompagner le chef de famille dans une expédition de brigandage ; ainsi le starets, vieux croyant... Autant les premiers se font gloire de leur crime et en font parade, autant les criminels accidentels tâchent de cacher le crime commis, et se

donnent de la peine pour rétablir leur réputation...
Dostoïewsky fait très bien ressortir cette opposition
entre la mentalité du criminel et celle de l'honnête
homme.

Il semble que l'anthropologie criminelle qui fait
remarquer les défectuosités des systèmes péniten-
tiaires, et demande l'abolition des peines définies, la
réforme du droit pénal, la plus grande étendue des
expertises médico-légales, ait tout son programme
tracé dans cette extraordinaire et puissante *Maison
des Morts* dont toutes les prédictions n'ont peut être
pas été encore réalisées...

Smerdiakoff, des *frères Karamazoff*, est encore un
de ces criminels qui sont les plus voisins du criminel
né. Il est le fils d'un perverti sexuel, Fédor Karamazoff, et d'une idiote, Elisabeth Smerdiakoff. C'est
un épileptique, et de plus, un simulateur. Nous le
retrouverons au chapitre des épileptiques.

b) *Crime et Châtiment.* — Mais de tous les ouvrages de Dostoïewsky, celui dont la beauté n'a été
dépassée dans aucune langue et qui est la manifestation à la fois la plus concentrée et la plus haute de
son génie, c'est *Crime et Châtiment.*

Raskolnikoff est un type de criminel fou, atteint de
cette forme de folie qui seule peut intéresser le psychiatre et le médecin légiste, la folie avec conscience,
connue depuis Trélat sous le nom de folie lucide,
distinguée par Morel du cadre des aliénations héréditaires, rattachée, depuis Magnan, aux états de
dégénérescence.

Hamlet et Raskolnikoff sont les deux seuls criminels fous dans toute la littérature. Enrico Ferri nous dit les raisons pour lesquelles la description en est si rare dans les œuvres d'art : les criminels évidemment fous (délirants ou stupides) ne sont ni scientifiquement ni artistiquement intéressants. En second lieu, l'étude de cette forme de folie raisonnante est trop récente pour que les romanciers en aient été avertis. Le *Traité des dégénérescences* de Morel date bien de 1857. Mais c'est en 1866 qu'il décrit sa folie émotive, qu'il distingue d'ailleurs par erreur des états dégénératifs, l'année même de la publication de *Crime et Châtiment*. Ce n'est qu'en 1869-1870 que s'ouvre à la Société médico psychologique une discussion psychologique sur la folie avec conscience... *Crime et Châtiment* n'était pas connu en France et nos savants durent se passer de l'observation magistrale de l'écrivain russe.

Il nous a paru intéressant de reconstituer cette observation de Raskolnikoff, qui sous des traits extérieurs presque normaux laisse deviner un intime désordre pathologique, et qui reste avec Hamlet un des plus beaux monuments de la psychiâtrie.

OBSERVATION MÉDICO-LÉGALE
(D'après Dostoïewsky)

Folie lucide. — Homicide.

Raskolnikoff, adolescent, étudiant.

Antécédents héréditaires. — Père mort de maladie inconnue. Mère névropathe, atteinte d'aliénation mentale après la condamnation de son fils : « La maladie de Pulchérie

Alexandrowna était une affection nerveuse assez étrange, avec dérangement, au moins partiel, des facultés cérébrales. » Une sœur bien portante.

Antécédents personnels. — Pas de maladie antérieure signalée.

Ambitieux, amoureux de la solitude. Pauvre, a peu d'amis, a écrit un article, « original », sur le crime et le génie, dans lequel il prétend que les hommes supérieurs ont tous les droits, et où il essaie de légitimer leurs crimes.

Relation des évènements. — Avant le crime. — Raskolnikoff entend au café par hasard la conversation suivante entre un étudiant et un officier : « Regarde, disait l'étudiant ; d'un côté une vieille femme malade, bête, stupide, méchante, un être qui n'est utile à personne et nuit à tout le monde, n'ayant pas de raison d'être et qui mourra un jour ou l'autre de mort naturelle.. De l'autre côté des forces jeunes, fraîches, qui s'étiolent, se perdent faute de soutien, et cela par milliers et cela partout ! Cent mille œuvres utiles qu'on pourrait, les unes créer, les autres améliorer avec l'argent légué par cette vieille à un monastère ! Des centaines, des milliers d'existences peut-être mises dans le bon chemin, des dizaines de familles sauvées de la misère, de la ruine, du vice, des hôpitaux vénériens et tout cela avec l'argent de cette femme ! Qu'on la tue et qu'on fasse ensuite servir sa fortune au bien de l'humanité, crois-tu que le crime, si crime il y a, ne sera pas largement compensé par des milliers de bonnes actions ? Et que pèse dans les balances sociales, la vie d'une vieille femme, cacochyme, bête et méchante ? Pas plus que la vie d'un pou ou celle d'un cafard.

— Sans doute elle est indigne de vivre, remarquait l'officier, mais que veux-tu ? La nature...

— Eh ! mon ami, la nature, on la corrige, on la redresse, sans cela on resterait enseveli sous les préjugés..., sans cela il n'y aurait pas un seul grand homme. On parle du devoir de la conscience : je ne veux rien dire là contre. Mais comment comprenons-nous ces mots ?

— Tu fais là de la rhétorique ! Mais dis-moi seulement ceci : Tuerais-tu toi-même cette vieille ou non ?

— Non, naturellement. Je me place ici au point de vue de la justice. Il ne s'agit pas de moi...

— Eh bien ! à mon avis, puisque toi-même ne te décides pas à la tuer, c'est que la chose ne serait pas juste ; faisons une autre partie... »

L'idée en reste là chez des individus sains et normaux ; mais elle s'implante dans le cerveau malade de Raskolnikoff : Elle devient chez lui une « image mentale morbide » impérieuse dont MM. Vaschide et Vurpas n'ont pas donné une définition qui dépasse en exactitude et en précision cette description de Dostoïewsky :

« Tout à coup il frissonna, une pensée qu'il avait eue la veille venait de se présenter de nouveau à son esprit. Ce n'était pas le retour de cette pensée qui lui donnait le frisson. Il savait d'avance qu'elle reviendrait infailliblement et il l'attendait. Mais cette idée n'était plus tout à fait celle de la veille, et voici en quoi consistait la différence : ce qui, il y a un mois et hier encore, n'était qu'un rêve, surgissait maintenant sous une forme nouvelle, effrayante, méconnaissable. Le jeune homme avait conscience du changement. »

Raskolnikoff, fou raisonnant, ne peut opposer à l'obsession de l'idée criminelle des freins cérébraux suffisamment sains et avertis. On assiste alors aux divers moments de la préméditation, laquelle n'est pas un symptôme infaillible de perversité plus grande, mais prouve aussi quelquefois la résistance longue et insuffisante du sens moral défaillant entre la première idée et l'épilogue sanglant du crime. « Bien que dans tous ces soliloques, il se reprochât son manque d'énergie, son irrésolution, néanmoins il s'était peu à peu, malgré lui en quelque sorte, habitué à regarder comme possible la réalisation de son rêve, tout en continuant à douter de lui. »

Le but posé, Raskolnikoff pense aux moyens d'exécution,

il va faire une répétition de la séance du crime chez l'usurière. Pendant ces premiers préparatifs il ne manque pas de perspicacité, ni de sens pratique. « Les petites choses ont leur importance ; c'est toujours par elles qu'on se perd. » Il remarque que son chapeau attire l'attention et pourrait plus tard être un indice. Il prête attention « au tintement particulier de la sonnette »... Mais à mesure que le moment approche, il perd de sa prudence et de son sang froid : « Il se persuadait que lui personnellement serait à l'abri du bouleversement moral particulier au criminel, de toute étourderie, qu'il conserverait la plénitude de son intelligence et de sa volonté pendant toute la durée de l'entreprise, par cette seule raison que son entreprise n'était pas un crime. Dans ses préoccupations, le côté pratique, les difficultés purement matérielles d'exécution restaient tout à fait à l'arrière-plan : « Que je conserve seulement ma présence d'esprit, ma force de volonté, et quand le moment d'agir sera venu je triompherai de tous les obstacles... » Mais au dernier moment sa circonspection l'abandonne : « Raskolnikoff avait si bien perdu toute faculté de combiner un plan quelconque qu'il alla droit à la loge du dwornik et l'ouvrit... » pour prendre une hache, sans s'occuper s'il était ou non absent...

Pendant le crime. — « Raskolnikoff brandit la hache, prêt à en frapper le cadavre pour trancher du même coup ce maudit lacet... Toutefois il ne put se résoudre à procéder avec cette brutalité. » C'est là une des observations psychologiques profondes de Dostoïewsky... La délicatesse de Raskolnikoff, qui n'accomplit un crime que parce que ces freins cérébraux sont insuffisants à résister aux incitations du milieu, diffère des criminels de la Maison des Morts qui portent en eux une tendance au crime permanente, plus enracinée, et sur la brutalité desquels Dostoïewsky n'a pas manqué de nous renseigner.

Par imprévoyance, Raskolnikoff oublie de fermer la porte de l'appartement de sa victime, ce qui l'oblige à commettre un nouveau meurtre pour se sauver.

Dans son trouble, il vole très peu de choses, ou des objets inutiles et encombrants : des bijoux, une petite bourse...

3º *Après le crime.* — Raskolnikoff s'enfuit en entendant venir des visites chez la vieille femme. Il est sauvé moins par sa présence d'esprit qu'à la faveur d'une porte ouverte qui lui permet de se cacher quelques instants. Puis il se dirige vers le canal pour y jeter les bijoux volés à la victime. Mais toujours quelque obstacle s'oppose à son intention. Il se croit l'objet de l'attention générale. « Pourquoi suis-je ici depuis une demi-heure, errant dans un lieu qui n'est pas sûr pour moi ? Pourquoi ne me suis-je pas fait plus tôt ces objections ? »

Aussitôt après avoir quitté le lieu du crime, c'est une joie franche, bestiale qui l'envahit : « Le bonheur de se sentir sauf, la satisfaction d'avoir échappé à un danger imminent remplissait tout son être. Ce fut une minute de joie pleine, immédiate, animale, purement instinctive, puis il n'éprouva plus que l'impression douloureuse d'un immense isolement... il comprenait, ou plutôt, chose cent fois pire, il sentait dans tout son être qu'il était désormais retranché de la communion humaine, que toute expansion sentimentale... bien plus, que toute conversation quelconque lui était interdite, non seulement avec des étrangers mais avec ses parents les plus proches. »

A ce moment Raskolnikoff souffre de son crime en honnête homme, en homme qui a des intervalles de santé et de lucidité... L'accès de délire qu'il prend ensuite, polymorphe, rapide, sans tendance à la systématisation, curable, impose le diagnostic. Alors commence l'angoisse, un effort furieux, continuel pour ne pas se trahir. Il retourne comme un somnambule sur le théâtre du crime, va de nouveau sonner à la porte, revoir l'endroit où il a frappé la vieille, demande des nouvelles aux ouvriers qui travaillent dans l'appartement se complaît à la volupté de faire des allusions au crime et à son auteur présumé. Puis c'est le duel long, atroce, interrompu par toutes sortes d'embûches et de rémissions entre le coupable et le juge d'instruction, entre la curiosité de Raskolnikoff qui à tout moment a sur les lèvres l'aveu qui le perdrait et à qui il répugne d'avouer son crime, et la sagacité de Porphyre Pétrovitch...

Enfin c'est l'aveu à Sonia, jeune fille prostituée par la misère, dont la santé morale apparaît comme une antithèse au dérangement cérébral de Raskolnikoff, ou comme un sacrifice consenti par Dostoïewsky aux exigences « romantiques » de ses lecteurs...

Raskolnikoff se constitue prisonnier. Comme un homme conduit au supplice (1), il arrête sa pensée sur tous les objets qu'il rencontre sur son chemin avant d'arriver au bureau de police : « Dans huit jours, dans un mois : je repasserai sur ce pont; une voiture cellulaire m'emportera quelque part. De quel œil alors contemplerai-je le canal ? Remarquerai-je encore cette enseigne? Le mot compagnie est écrit là. Le lirai-je alors comme je le lis aujourd'hui ? Quelles seront mes sensations et mes pensées? Mon Dieu que tout cela est curieux. Ce gros homme — un Allemand selon toute apparence — qui vient de me pousser, sait-il à qui il a donné un coup de coude? Cette femme qui tient un enfant par la main et qui demande l'aumône me croit-elle plus heureux qu'elle? Ce serait drôle. Je devrais bien lui donner quelque chose pour la curiosité du fait. Bah je me trouve avoir cinq kopecks en poche, par quel hasard? Tiens, prends, matouchka ! »

La Sibérie. — La maladie de Raskolnikoff s'accentue vers la folie morale définitive : « il avait beau s'examiner sévèrement, sa conscience endurcie ne trouvait dans son passé aucune faute particulièrement effroyable : il ne se reprochait que d'avoir *échoué*, chose qui pouvait arriver à tout le monde... Il ne se repentait pas de son crime... Il ne se reconnaissait qu'un seul tort, celui d'avoir faibli, d'être allé se dénoncer. Une pensée aussi le faisait souffrir. Pourquoi alors ne s'était-il pas tué? Pourquoi plutôt que de se jeter à

(1) V. page 140.

l'eau avait-il préféré se livrer à la police? L'amour de la vie était il donc un sentiment si difficile à vaincre? Svidrigaïloff pourtant en avait triomphé... » Il faut noter en effet que Raskolnikoff a dit à sa sœur dix-huit mois auparavant : « Pour fuir le déshonneur, je voulais me noyer, Dounia; mais au moment où j'allais me jeter à l'eau, je me suis dit qu'un homme fort ne doit pas avoir peur de la honte. Tu ne penses pas, ma sœur, que j'ai eu simplement peur de l'eau ! » Mais en Sibérie, il ne peut plus comprendre pourquoi, en face de la Néva, il s'est ressaisi, et comment, ayant songé au suicide, cette idée lui est apparue monstrueuse, un errement certain du sens moral. Il admettait qu'il avait cédé par lâcheté et à défaut de caractère, à la force brutale de l'instinct. Évidemment la maladie a fait des progrès, et le délire s'est étendu ; de telle sorte, comme dit E. Ferri, « que si une rénovation est possible pour Sonia, prostituée par la misère, elle ne l'est pas pour Raskolnikoff, criminel aliéné... et Dostoïewsky arrête là son récit, n'insiste pas sur le devenir de Raskolnikoff, ce qui l'eût mis dans l'obligation de blesser soit les aspirations romantiques de ses lecteurs, soit sa conviction intime, son scrupule de psychologue averti.

Conclusions. — Raskolnikoff n'est pas un criminel né. Ce n'est pas un fou moral congénital, mais un psychopathique ayant conservé des sentiments moraux, un homme honnête, mais malade, comme dit Tschich, et qui pour cela, bien qu'il se soit décidé au crime par le fait de sa maladie, en souffre en honnête homme.

Nous ajouterons que cette psychopathie s'oriente vers l'aliénation mentale définitive.

c) *Des criminels par occasion* qui intéressent beaucoup moins le psychiâtre, Dostoïewsky ne parle que très peu. « Ce sont dit Tschisch, des individus simples, pitoyables, ne sachant pas régler leur vie, courbés sous le besoin ou tentés par des circonstances exceptionnelles. » Il y en a deux variétés. Le criminel par occasion, proprement dit, indécis entre le vice et la vertu, va de l'un à l'autre, suivant les moindres poussées de son milieu, et sa moralité incertaine est incapable de résister au mordant des tentations. Le criminel qu'il faut nommer plutôt accidentel, vole poussé par le besoin. C'est dans cette variété qu'il faut ranger Emelian « le voleur honnête », Dostoïewsky montre très bien qu'il se distingue en réalité de l'honnête homme, par des anomalies organiques et psychiques qui constituent une prédisposition au crime, — Emelian est un dipsomane, — et du criminel vrai, par ce fait que ces anomalies sont à la fois moins marquées et moins étendues... Emelian a un sens moral parfaitement intact, éprouve des remords, souffre du mal fait à son prochain, et veut réparer sa faute au moment de sa mort en offrant son paletot à Eustache, en dédommagement de la paire de chausses qu'il lui a volée.

d) *Criminels par passion*. — Par la peinture moins attentive du criminel par passion que du criminel fou et du criminel par nature, Dostoïewsky s'éloigne des artistes et se rapproche des psychiâtres. Peutêtre pourrait-on voir là la marque d'une structure mentale particulière. Chez les poètes et les artistes, par une ressemblance de tempérament, vérifiée par le chiffre élevé des crimes passionnels chez les artistes, l'affinité est plus marquée vers les criminels par passion (1). Pour Dostoïewsky, ne pourrions-nous pas

(1) E. Ferri, *loc. cit.*

remonter ainsi de l'effet à la cause et dire que s'il décrit de préférence des types de criminel par nature (1) ou de criminel fou, c'est par une similitude ou une analogie d'anomalies mentales ?...

Il y a dans l'œuvre de Dostoïewsky deux criminels par passion, Rogojine dans *l'Idiot* et Troussotsky dans *le Mari éternel* dont Tschisch fait, dans son rapport d'Amsterdam, une étude complète.

Ce sont encore des psychopathiques, mais dont les anomalies sont plus atténuées que dans les catégories précédentes.

Dostoïewsky décrit encore très bien ici la lutte très longue du sens moral et de la tendance criminelle. Rogogine pour préserver l'Idiot de la tentative de meurtre dont il sent naître en lui le désir, lui fait donner la bénédiction par sa vieille mère ; et trouvant cette protection insuffisante, il lui propose ensuite « l'échange des croix ». Rogogine est en effet jaloux du prince pour qui il a, par ailleurs, la plus grande estime. Sa jalousie est plus forte, et s'il ne le tue pas, c'est à cause d'une crise d'épilepsie providentielle qui prend Muichkine, au moment où Rogogine est près de le frapper. Mais Rogogine tue Nastasia Philippovna, parce qu'il sent que la possession physique de cette femme ne le rend pas maître de son âme (2).

Troussotsky, après la mort de sa femme, apprend que sa fille est en réalité la fille de son ami. Il lutte

(1) Voir les réserves que nous avons faites plus haut.

(2) C'est la même idée que développe le roman de d'Annunzio : *le Triomphe de la Mort*.

longtemps contre l'idée du crime ; il boit pour oublier son chagrin. A la fin un rasoir qui lui tombe entre les mains, auprès de son ami endormi, lui donne l'idée de le dépecer...

Dostoïewsky a caractérisé très finement la différence qui sépare le passionné qui reste honnête, du passionné criminel, en décrivant chez Rogogine après la crise un accès de délire, et chez Troussotsky le penchant à boire, qui témoignent d'une psychopathie sous roche... Le crime est une anomalie. Il y a une psychologie spéciale du criminel, dont l'ignorance nous a valu les romans de Bourget... L'homme criminel est dans des conditions de cérébralité toutes particulières qui font qu'il ne prend pas de précautions pour cacher son crime, et se mettre à l'abri des poursuites judiciaires, qu'il agit toujours imprudemment, et sans poursuivre aucun but pratique.

Les Possédés. — Dostoïewsky a fidèlement rendu dans ce roman qui est, à bien des points de vue, un trésor pour un chercheur de psychopathologie, les physionomies diverses des criminels politiques devançant ainsi le rapport du professeur Van Hamel au Congrès d'anthropologie de 1896.

Parmi les criminels politiques on retrouve des individus appartenant à l'une ou l'autre des catégories précitées.

Tantôt ce sont des « criminels par nature couvrant d'un pavillon politique ou social plus ou moins admissible leurs instincts de violence ou de fraude » (1). Ainsi Pierre Verchovensky, Stavroguine, Liamchine, Lipoutine, Fedka.

Tantôt c'est un criminel fou, d'une folie lucide et raisonnante. « Dans un milieu social, un idéal qui passionne la foule et multiplie les énergies, peut développer les prédispositions à l'aliénation mentale. » A cette catégorie appartient Chigalew, qui est persuadé d'avoir trouvé un système de construction sociale et se désespère de s'être embrouillé dans ses calculs.

« Ceux-là sont des criminels politiques par occasion que la fièvre ambiante a décidés au crime », soit parce qu'ils étaient déjà indécis entre le crime et la vertu, soit qu'ils aient été poussés à la révolte pour satisfaire un besoin. A cette catégorie appartiennent Tolkatchenko, Virguinsky, homme doux et sans rancune.

Mais le vrai type de criminel politique est le criminel par passion, le fanatique Erken, à l'esprit borné et partial, honnête, et d'une bonté extrême (on apprend par la suite « avec étonnement », dit très finement Dostoïewsky, qu'il avait une vieille mère infirme avec qui il partageait son maigre traitement). Ceux-là sont les dupes... Entraînés par le somnambulisme d'une passion exclusive, ils commettent un attentat dont les conséquences sont toujours inférieures aux illusions généreuses qu'ils s'étaient proposées. La justice ne doit pas confondre dans son coup de filet ces criminels par erreur et les criminels vrais, vani-

(1) Enrico Ferri : *les Criminels dans l'art et la littérature.* Les autres phrases de la même page entre guillemets sont du même ouvrage.

teux, vils, pernicieux. Encore une fois la nécessité s'impose de considérer plutôt le criminel que la faute commise.

Dans ce livre, Dostoïewsky, décrivant la psychologie des sociétés secrètes, indique ces trois termes d'union entre leurs membres, de caractères pourtant si différents : le fonctionnarisme, — le respect humain, — l'assassinat en commun.

I. *Du remords et du suicide chez les criminels.* — Nous avons réservé pour la fin de ce chapitre les observations de Dostoïewsky sur le remords et le suicide des criminels, parce qu'elles sont l'objet de considérations qu'il eût été malaisé de scinder en plusieurs paragraphes et qu'elles s'appliquent à tous les types de criminels.

Dostoïewsky signale très justement l'absence de remords chez les criminels par nature, les plus anormaux, chez qui l'avertissement du sens moral est devenu de très bonne heure désuet : « Pendant plusieurs années, dit-il, je n'ai pas remarqué le moindre signe de repentance, par le plus petit malaise du crime commis. La plupart des forçats s'estimaient dans leur for intérieur en droit d'agir comme bon leur semblait. Il semble que durant tant d'années j'eusse dû saisir quelque indice, fût-ce le plus fugitif, d'un regret, d'une souffrance morale. Je n'ai positivement rien aperçu... »

De même ces criminels ne se suicident pas, ou du moins ce n'est pas le remords qui les pousse au suicide. Ce n'est pas par une erreur de Dostoïewsky que Smerdiakoff Svidrigaïloffe se tuent. Leur suicide s'explique très naturellement, par ce fait que la vie pour ces « malheureux » doit être peu intéressante. Leur cécité morale les prive de toute une foule de joies et de souffrances qui rendent la vie supportable aux autres hommes. Ces cas de suicide sont bien décrits dans la science par Krafft-Ebing, Prosper Despine (1).

Le remords et le suicide dont le nombre de cas varie proportionnellement, sont d'autant plus fréquents que les stigmates mentaux sont moins accusés. Leur courbe parallèle s'élève à mesure que l'on passe des criminels fous aux criminels par occasion et aux criminels par passion : Raskolnikoff a eu une première fois l'idée du suicide, quand sa maladie n'exerce pas sur ses décisions une influence absolument déterminante ; dès qu'elle devient incurable et véritablement un *morbus totiæ substantiæ*, l'idée du suicide lui a échappé.

Il faut noter que Dostoïewsky nous fournit peu d'indications sur le suicide dans les crimes passionnels. Et cela s'explique si l'on songe que cet écrivain amoureux des grandes souffrances « qui purifient tout », préfère la soumission à une punition et l'expiation volontaire, à cette solution brutale du suicide, dont on ne sait jamais quel est l'élément déterminant, si c'est la folie momentanée et la perte de l'instinct de conservation ou l'application, d'ailleurs illégitime, d'une sanction personnelle.

g) *Psychologie du condamné à mort.* — Ce chapitre

(1) D'après Tschisch : *loc. cit.*

sur les criminels de Dostoïewsky ne serait pas complet, si nous ne citions pas cette page de *l'Idiot* où le prince Muichkine — lisez Dostoïewsky, — décrit une exécution capitale, à laquelle il a assisté à Lyon, vers 1863, et la psychologie du condamné à mort, la psychologie sûre et véritable et non plus de « chic » comme elle apparaît dans *les Derniers Jours d'un condamné* de V. Hugo.

Finalement on le fait monter dans une charrette et on le conduit à l'échafaud... Lui aussi, je pense, s'est figuré pendant le trajet qu'il avait encore un temps infini à vivre. En chemin sans doute, il devait se dire ; « Il me reste trois rues à suivre, c'est encore long. Quand je serai arrivé au bout de cette rue-ci j'en aurai encore une autre à suivre, et puis une troisième où il y a à droite une boutique de boulanger. Il se passera encore du temps avant que nous arrivions à cette boutique... Autour de la charrette une foule bruyante, dix mille têtes, dix mille paires d'yeux ; il faut subir tout cela et surtout cette pensée ; « Ils sont là dix mille et on n'exécutera aucun d'eux. C'est moi qui vais mourir »... Le condamné baisait la croix avidement, avec la précipitation inquiète d'un homme, qui, avant de partir en voyage, a peur d'oublier un objet dont il est dans le cas d'avoir besoin, mais il est à croire que toute idée religieuse était absente de sa conscience. Et il en fut ainsi jusqu'au moment où on l'attacha sur la planche. Il est étrange que dans ces dernières secondes la syncope se produise rarement ; au contraire la tête garde une vie très intense et travaille sans doute avec une force extrême. J'imagine que toutes sortes d'idées bourdonnent alors sous le crâne, des idées ébauchées, peut-être même ridicules, nullement en situation, dans le genre de celles-ci « Tiens, ce spectateur a une verrue sur le front ; le bourreau a un bouton rouillé à son habit. » Et pourtant vous savez tout, vous vous rappelez tout. Il y a un point qu'il est impossible d'oublier; on ne peut pas s'évanouir et tout gravite autour de ce point...

Et Dostoïewsky se substituant au condamné, voudrait connaître les sensations de la dernière fraction de seconde, « la conscience de sa décollation (1). »

II. *Les épileptiques*. — Cette catégorie de malades a été l'objet de la part de Dostoïewsky d'une description soigneuse, attentive. On pourrait retrouver et reconstruire dans son œuvre les leçons cliniques les plus récentes et les plus admirées sur l'épilepsie, en tirer bien des monographies qui existent sur cette question.

Il y a dans ses romans quatre épileptiques : Nelly (*Humiliés et Offensés*), le prince Muichkine (*l'Idiot*), Kiriloff (*les Possédés*), Smerdiakoff (*les Frères Karamazoff*) (2).

Dans la description de la crise Dostoïewsky n'oublie pas le *cri initial* qui accompagne la chute.

« Le prince, dit-il, garda un souvenir très net du commencement, des premiers cris qui s'échappèrent spontanément de sa poitrine et que tous ses

___

(1) Voir page 56.

(2) Il eût été intéressant de reproduire, comme nous l'avons fait pour Raskolnikoff, leur observation détaillée. Nous avons craint la monotonie des répétitions et surtout d'allonger indéfiniment ce travail, de détruire l'harmonie des chapitres, déjà assez difficiles à équilibrer. Nous avons, du reste, dans un précédent chapitre, donné avec quelques détails l'observation d'un cinquième épileptique, qui les résume tous, de Dostoïewsky lui-même. Nous nous sommes borné ici à quelque indications qui n'avaient pas trouvé place au paragraphe mentionné.

efforts eussent été impuissants à contenir. Ensuite la conscience s'éteignit en lui. » — « Un hurlement terrible, inimaginable, qui ne peut être comparé à rien, s'échappe de la poitrine ; il semble que ce hurlement ait perdu tout caractère humain, et il est impossible ou tout au moins très difficile, pour le témoin, de s'imaginer et d'admettre que c'est un homme qui rugit ainsi. Il semble même qu'il y ait un autre être dans cet homme et que ce soit cet autre être qui crie. »

Dans l'intervalle des crises, tous les épileptiques de Dostoïewsky présentent des troubles mentaux. Nous savons qu'on les trouve, en effet, chez le plus grand nombre, on a dit dans 70 p. 100 des cas (Tschisch). En réalité, il est bien improbable que l'épilepsie puisse être compatible avec un état mental sain. Les cas qu'on aurait présentés comme tels n'ont pas été suivis dans tout le cours de l'existence. D'autre part les mêmes troubles psychiques se retrouvent chez les épileptiques de génie, par exemple chez Dostoïewsky,

Ainsi, la petite Nelly a des phobies, des impulsions, des idées fixes. Elle est capricieuse, méchante ; c'est une enfant insupportable ; elle ne sait pas s'accou_tumer aux conditions de la vie.

Le prince Muichkine présente une épilepsie grave, avec des troubles intellectuels marqués, aboutit à la déchéance, à la débilité mentale, à la démence.

Kiriloff a des insomnies persistantes. On sait que le pronostic en est très sévère, qu'elles indiquent au médecin légiste une aliénation mentale en puissance. Il a des crises d'angoisse. C'est surtout chez Kiriloff que Dostoïewsky a montré « l'idée de Dieu, spécifique de l'épilepsie » sur laquelle les médecins aliénistes allemands ont insisté (*Gottnomenklatür*).

Signalons à ce sujet, le mysticisme de Kiriloff, qui prêche à l'épileptique le célibat et la stérilité : « Je crois que l'homme qui se trouve dans ces conditions doit cesser d'engendrer. Pourquoi des enfants, pourquoi le développement si le but est atteint ? Il est dit dans l'Évangile qu'après la résurrection on n'engendrera plus, mais qu'on sera comme les anges de Dieu. »

Smerdiakoff présente une capacité mentale très réduite : Il est incapable de toute mission sérieuse, de toute continuité d'effort, d'une organisation de sa conduite. Il ne peut même pas réaliser son idée de monter un restaurant, même après son crime, qui a le vol pour mobile. Pour ce qui est du rapport de l'épilepsie et du crime, il est certain qu'il avait frappé l'esprit de Dostoïewsky comme en témoigne ce passage de *Crime et Châtiment* : « Il (Raskolnikoff) assimilait cette éclipse du jugement et cette défaillance de la volonté à une affection morbide qui se développait par degrés, atteignait son maximum d'intensité peu avant la perpétration du crime, subsistait sous la même forme au moment du crime et encore quelque temps après, pour cesser tout de suite, comme cesse la maladie. Un point à éclaircir était celui de savoir si la maladie détermine le crime, ou si le crime lui-même, en vertu de sa nature propre, n'est pas toujours accompagné de quelque phénomène morbide. » Et dans la *Maison des Morts*, Dostoiewsky dit encore,

à propos d'un attentat commis par un prisonnier :
« La cause de cette explosion inattendue chez un
homme dont on n'attendait rien de pareil, c'est la
manifestation angoissée, convulsive de la personnalité, une mélancolie instinctive, un désir d'affirmer
son moi avili..., c'est comme un accès d'épilepsie, un
spasme... » Dans certains cas, le crime est donc un
équivalent de l'épilepsie, et le médecin légiste dans
sa consultation, doit rechercher avec soin dans l'examen de l'état mental, les symptômes caractéristiques
de la névrose.

III. *Formes diverses de névroses et de psycho-
pathies*. — « Dans le peuple innombrable inventé
par Dostoïewsky, je ne connais pas, dit E.-M. de
Vogüé (1) un individu queM. Charcot se pût réclamer
à quelque titre. » Les types de malades que Dostoïewsky a décrits sont en effet nombreux et variés
et tellement exacts que la science ne nous en a pas
donné de description meilleure : « Nous sommes des
types tous, dit un de ses personnages, Barbara
Pétrovna, à commencer par moi ; on devrait nous
mettre sous verre et nous montrer pour dix
kopecks (2) ...» L'étalage en serait trop long, si nous
voulions comme pour les criminels et les épileptiques
décrire chaque symptôme en particulier ; nous dis-
poserons seulement en première ligne sous la vitrine,
épinglés du diagnostic qui leur convient, les types
principaux.

(1) E.-M DE VOGÜÉ. *loc. cit.*
(2) DOSTOÏEWSKY : *Les Possédés.*

Élisabeth Kokhlakoff des *Frères Karamazoff* et Lise Drosdoff des *Possédés* sont des *hystériques*. La première est clouée au lit par une paraplégie pour laquelle sa mère la consulte au st rets le plus renommé, et qui guérit, comme tt utes les paralysies hystériques, brusquement, comme elles sont venues, sans raison déterminante manifeste.

Ivan Karamazoff, (*les Frères Karamazoff*) Svidrigaïloff (*Crime et Châtiment*), ont *des hallucinations*. Dostoïewsky les a décrites avec une exactitude qu'on ne retrouve que dans Macbeth ou dans les traités spéciaux. Svidrigaïloff raconte à Raskolnikoff comment Marfa Pétrovna, sa défunte femme, lui est apparue trois fois.

« Que vous dit-elle, demande l'étudiant, quand elle vous apparaît ?

— Elle ? Figurez-vous qu'elle me parle de *choses insignifiantes*. C'est justement ce qui me fâche. Lorsqu'elle est venue pour la première fois, *j'étais fatigué* ; je revenais du service funèbre, il y avait eu le requiem, le repas des funérailles ; enfin j'étais demeuré seul dans mon cabinet de travail, je m'étais mis à fumer un cigare et à rêver ; elle entra par la porte et me dit : « Arcade Ivanovitch, vos soucis d'aujourd'hui vous ont fait oublier de remonter la pendule de la salle à manger. » Et en effet, depuis sept ans je remontais cette pendule toutes les semaines ; lorsque j'oubliais elle me le rappelait toujours. Aujourd'hui, après un mauvais dîner qu'on m'avait apporté du restaurant, j'étais assis, *l'estomac chargé*, et je fumais, quand tout à coup, Marfa Pétrovna est entrée, élégamment vêtue d'une robe neuve, en soie verte, avec une traîne très longue.

« Bonjour, Arcade Ivanovitch ! comment trouvez-vous ma robe ? Votre couturière Anisska n'en fait pas de pareilles ? »

Une autre fois c'est à la station de Malaia Wischera, dans un milieu quelconque et mouvementé, que sa femme lui apparaît, dans la foule.

« Et auparavant demande Raskolnikoff, vous n'aviez jamais vu d'apparition ?

— Si, une autre fois, il y a six ans. J'avais un domestique nommé Philka. A peine l'eût-on enterré que je criai sans me souvenir qu'il était mort : « Philka, ma pipe ! » — Il entra, alla droit à l'armoire où se trouvent mes pipes. J'étais assis et je pensai : « Il se venge de moi » car nous nous étions violemment disputés peu de temps avant sa mort. Je lui dis : « Comment oses-tu te présenter devant moi avec un habit troué aux coudes ? Va-t'en, vaurien ! » Il se détourna, sortit, et ne revint plus jamais. Je ne racontai rien de tout cela à Marfa Pétrovna. Je voulus commander une messe pour le repos de son âme, et puis j'eus honte de cette idée... (1) »

Les hallucinations hypnagogiques de Maury (2) sont-elles plus instructives ?

Ivan Karamazoff voit le diable, cause avec lui familièrement.

Ce qui est très intéressant à remarquer, c'est que Dostoïewsky donne de l'hallucination deux explications différentes : l'une mystique, l'autre psychologique, dont chacune est en accord avec l'une ou l'autre de ses dispositions d'esprit habituelles.

« Que dit-on ordinairement? murmure Svidrigaïloff. Les gens nous disent : « Tu es malade, c'est pourquoi tes visions ne sont qu'un rêve dû au délire. » Ce n'est pas raisonner avec une sévère logique. Je veux bien croire que les visions

(1) Cité par MEREJKOWSKI, *loc. cit.*, p. 290.

(2) MAURY : *le Sommeil et les Rêves*. Voir aussi la thèse du Dr Chabaneix sur *le Subconscient dans les œuvres de l'esprit et chez leurs auteurs*. Bordeaux, 1898.

n'apparaissent qu'aux malades ; mais cela prouve seulement
qu'il faut être malade pour les voir et non qu'elles n'existent pas en soi.

— Certainement elles n'existent pas, s'écrie Raskolnikoff.

— Elles n'existent pas ? continue Svidrigaïloff, après
l'avoir longuement regardé. C'est votre avis ? Mais ne pourrait-on pas se dire ceci : Les visions sont en quelque sorte
des fragments, des morceaux d'autres mondes ? L'homme
bien portant n'a évidemment pas besoin de les voir, car
l'homme bien portant est avant tout un homme matériel ;
par conséquent, il doit pour être normal, selon l'ordre des
choses, vivre uniquement de la vie d'ici-bas. Mais dès
qu'il tombe malade, dès que se détraque l'ordre normal,
terrestre, de son organisme, aussitôt commence à se manifester la possibilité d'un autre monde, et plus l'homme est
malade, plus il sent la contiguïté de notre monde avec un
autre.

Mais Dostoïewsky explique d'une façon plus positive, par l'objectivation du subconscient, les hallucinations d'Ivan. En réalité, il n'y a rien de ce qui apparaît dans ces autres mondes qui ne sorte de nous-
mêmes, que nous ne retrouvions en nous : « Tout ce
qui se trouve chez vous, dit le diable à Ivan, se trouve
aussi chez nous ; bien que cela me soit interdit, je
te révèle un de nos secrets par amitié. » Et Ivan,
dans un moment de fureur, s'écrie :

« Pas un seul instant je ne t'ai pris pour la vérité. Tu es un
mensonge, tu es ma maladie, tu es ma vision ! Si seulement
je savais comment te détruire ! Tu es mon hallucination,
l'incarnation de moi-même ou plutôt d'une seule partie
de moi. Tu représentes mes pensées les plus stupides et
les plus mauvaises, tout ce qu'il y a eu d'absurde dans ma
nature, tout ce qui en elle a été vécu depuis longtemps,

moulu et remoulu, rejeté comme une charogne — tu me le montres comme une nouveauté. Tu ne dis que ce que je pense, et tu es incapable de me dire quelque chose de nouveau ! (1) »

Grasset cite et interprète ce passage de *Crime et Châtiment* où Dostoïewsky a décrit admirablement l'emmagasinement polygonal inconscient des sensations, qui sont ensuite utilisées sans que le centre psychique O en connaisse l'origine.

« J'allais chez vous, commença Raskolnikoff ; mais comment se fait-il qu'en quittant le marché au foin, j'ai pris la perspective ? ... Je ne passe jamais par ici, je prends toujours à droite au sortir du marché au foin ; ce n'est pas non plus le chemin pour aller chez vous. A peine ai-je tourné de ce côté que je vous aperçois, chose étrange ! — Mais vous avez apparemment dormi tous ces jours-ci, répond Svidrigaïloff ; je vous ai moi-même donné l'adresse de ce traktir et il n'est pas étonnant que vous soyez venu tout droit. Je vous ai indiqué le chemin à suivre et les heures où l'on peut me trouver ici, vous en souvenez-vous ? — Je l'ai oublié, dit Raskolnikoff avec surprise. — Je le crois ; à deux reprises, je vous ai donné ces indications, l'adresse s'est gravée machinalement dans votre mémoire et elle vous a guidé à votre insu. Du reste, pendant que je vous parlais, je voyais bien que vous aviez l'esprit absent. »

Évidemment, dit Grasset, Raskolnikoff avait « l'esprit absent », O occupé à autre chose, quand Svidri-

<hr>

(1) Le polygone (psychisme inférieur automatique) ne crée pas il rumine, il élabore, il facilite l'expression d'une pensée, mais il ne peut pas trouver une idée neuve. (Grasset, *le Spiritisme devant la science*). — Chabaneix, *loc. cit.*, dit de même : « Il continue les travaux, remâche les préoccupations du dormeur, retourne vers son passé... »

gaïloff avait déposé tous ces renseignements dans son
polygone. Et Raskolnikoff n'avait pas oublié, il s'était
souvenu, mais avec son polygone qui avait reçu l'impression. O n'avait rien oublié, n'ay.nt rien appris,
n'est-ce pas là une jolie observa*ion et une curieure
description extra-médicale de l'activité polygonale et
du psychisme inférieur ? (1) »

Types de dégénérés. — Dostoïewsky distingue
très bien les impulsions avec conscience des impulsions épileptiques. Il y a très peu de temps qu'on
maintenait encore entre ces deux états une distinction tranchée, et ce n'est que depuis des études
toutes récentes qu'on tend à étendre les impulsions
conscientes à d'autres psychoses que la dégénérescence proprement dite, et jusqu'à l'épilepsie.

Quoi qu'il en soit, Dostoïewsky a posé très rigou-
reusement le diagnostic différentiel de l'impulsif et
de l'épileptique. Voici un type d'impulsif décrit
dans *l'Idiot :* « La montre lui plut si fort, il en eut une
envie si furieuse qu'il ne put se maîtriser. Il prit un
couteau, et dès que son ami eut le dos tourné, il
s'approcha de lui à pas de loup, visa la place, leva les
yeux au ciel, se signa et murmura dévotement cette
prière : Seigneur, pardonne-moi par les mérites du
Christ. Il égorgea son ami d'un seul coup, comme
un mouton, puis lui prit sa montre. »

Stavroguine, des *Possédés*, est, dit Bajenow, « un
dégénéré de la plus belle eau ». Il en rapporte l'observation qui ne laisse pas d'être aussi fort instruc-

____

(1) Grasset : *le Spiritisme devant la science*, in 4e volume de cliniques.

tive : Brusquement, il commet deux ou trois « insolences » inouïes, qui ne ressemblent à rien, ne
s'expliquent par aucun mobile ; un jour, pendant une
conversation qui ne peut faire prévoir une pareille
« sortie, » il mord à pleines dents l'oreille du con-
seiller Gaganoff.

« Au cours de ces opérations la physionomie du
jeune homme était rêveuse, comme s'il avait perdu
l'esprit. » Mais ce n'est pas un épileptique : « Il comprenait très bien l'acte qu'il venait de commettre et
loin d'en éprouver aucune confusion, il souriait avec
une gaieté maligne, sans repentir. » D'ailleurs l'accès
de délire que Stavroguine prend quelque temps
après, qui n'est ni progressif, ni systématisé, apparaît comme un phénomène épisodique reposant sur
une base dégénérative, greffé sur une déséquilibration mentale permanente, de même façon que la folie
lucide de Raskolnikoff, et tous les états délirants
groupés par Magnan autour de la dégénérescence
qu'on observe chez Rogojine (l'*Idiot*), Sokolsky (*Un
Adolescent*), Dmitri et Ivan Karamazoff (*les Frères
Karamazoff*), etc.

IV. *Délire toxi-infectieux.* — Dostoïewsky ne décrit
pas seulement les délires des dégénérés, des prédisposés maximum. Il y a aussi les délires des prédisposés minimum, dont la cause est trouvée de plus en
plus dans une intoxication ou une infection, ainsi que
le démontrent les observations expérimentales de
Griffiths, Charuttini, Mlle Chernbach, et les observations cliniques de Régis.

Ces délires ne sont plus polymorphes, à évolution courte, non progressifs ni systématisés, mais c'est la manie ou la mélancolie comme chez Hippolyte (l'*Idiot*), ou bien la forme circulaire, comme chez von Lembke (1), ou bien un délire chronique à évolution systématique et progressive comme chez Catherina Marméladoff (*Crime et Châtiment*). Il est bon de remarquer qu'Hippolyte et Catherina Marméladoff sont tous deux des tuberculeux. Quant à von Lembke, Dostoïewsky ne donne pas une étiologie bien nette à sa psychose.

On peut enfin, regarder comme un cas de confusion mentale aiguë, survenue à la suite d'un refroidissement chez un vieillard, le délire fébrile de Stépan Trophimovitch.

V. *Imbécillité. Démence sénile.* — Le débile et inconsistant Alioscha d'*Humiliés et Offensés* est un imbécile, un faible d'esprit. Le prince K. dans le *Rêve d'un Oncle* et le vieux prince Sokolsky dans *Un Adolescent* achèvent leur vie dans le gâtisme, représentent deux stades de la démence sénile.

Les causes de la folie. — Dans l'œuvre de Dostoïewsky « l'importance des causes morales et des émotions se réduit, dans les antécédents des psychopathiques, à celle d'une cause occasionnelle. La plus grande place est faite à l'hérédité dont la psychiatrie contemporaine a défini le déterminisme pré-

(1) Voir Bajenow : Dostoïewsky et Maupassant, *loc.*

pondérant. Le terrain héréditaire, c'est la cause essentielle que nous retrouvons chez presque tous les malades de Dostoïewsky.

a) La mère de Smerdiakoff est une idiote, son père, Fédor Karamazoff, est un perverti sexuel... Smerdiakoff est épileptique.

b) Ivan Karamazoff a le même père que Smerdiakoff ; sa mère, morte jeune, était hystérique... Ivan Karamazoff devient fou.

c) Le père d'Alioscha et de Nelly, le prince Valkowsky, est un alcoolique ; il s'enivre la nuit... Alioscha est imbécile et Nelly épileptique, etc.

Les alcooliques sont nombreux dans l'œuvre de Dostoïewsky : Marmeladoff (*Crime et Châtiment*) ; le général Ivolguine, Lebedeff (*L'Idiot*) ; le caditaine Lebiadkine (*les Possédés*). Chez ce dernier la dipsomanie paraît héréditaire. Sa sœur Elisabeth est folle.

Comme causes occasionnelles, Dostoïewsky signale des conditions physiques, le surmenage, l'intoxication du système nerveux, l'épuisement par la débauche, l'alcoolisme, les privations. Le rôle des émotions est considérablement réduit.

Toutes ces vérités ont été récemment acquises à la science. Elles avaient été devinées par l'art à une époque antérieure aux laborieuses et patientes recherches des psychiâtres : Shakespeare, le Dante, Dostoïewsky forment la merveilleuse triade des précurseurs des découvertes modernes dans cette voie.

CHAPITRE V

Le génie et la maladie de Dostoïewsky.
Quelques considérations sur les phénomènes morbides
liés au génie.

Les données du problème médico-psychologique
que nous nous étions proposé au début de ce travail
nous sont maintenant acquises. Nous avons analysé
l'état mental de Dostoïewsky, et dans cette course à
travers son âme, scrupuleusement ressuscitée d'entre
les témoignages ou les confessions, nous avons glissé
plus d'une fois au fond d'un abîme, comme gravi
plus d'un sommet lumineux. Nous avons apprécié
son œuvre, où nous avons senti le souffle du génie,
indiscutable, quelles que soient l'extension et la
compréhension que l'on veuille donner à ce terme.
Il reste encore à « situer » ce génie dans la conscience, à le considérer non plus isolément, mais
dans ses relations avec les autres phénomènes psychologiques normaux ou morbides, qui conditionnent ou représentent la vie « ordinaire » de
Dostoïewsky. Mais il convient, avant de nous aventurer

à chercher un rapport entre le génie et les manifestations morbides qui l'accompagnent, d'analyser
autant qu'il est possible, le processus psychique de
l'inspiration géniale, de réduire en tout cas à un
minimum d'inconnu le mystère dont s'enveloppe ce
temple secret.

Il nous semble qu'en affirmant la nature inconsciente de l'inspiration, on pose *a priori* comme une
sorte de « *noli me tangere* » psychologique, en vertu
duquel l'accès de ce processus intellectuel supérieur
reste interdit. En réalité, il en est des œuvres d'art
comme de nos passions, de l'inspiration géniale
comme des spontanéités amoureuses ; il n'y a pas de
coup de foudre, de création *ex nihilo*. Elles supposent des préparations, des accumulations, des
antériorités, toute une histoire mentale dont il n'est
pas dit qu'on ne puisse retrouver le détail et l'évolution.
A distance on voit les choses en bloc : les différents
stades, les stratifications successives sont rapprochés
ou confondus. De plus près, si l'on y prête attention,
tout le passé s'en ramasse. C'est en ce sens que
Buffon a pu dire que le génie était une longue
patience, c'est-à-dire le terme d'efforts multipliés et
convergents, accumulés dans la race, le milieu et
l'individu.

Déjà Pascal avait dit : « Si les grands hommes ont
la tête plus haute que nous, ils ont les pieds aussi
bas que les nôtres. Ils y sont tenus au même niveau,
s'appuient sur la même terre et par cette extrémité
ils sont aussi abaissés que nous, que les plus petits,
que les enfants, que les bêtes », et Victor Hugo :

« Montre-moi ton pied, génie, que je vois s'il a au talon de la poussière terrestre. » L'apport de la race dans la constitution du génie est difficile à préciser pour un cas particulier, demanderait des études ethnologiques poursui·ies ; son déterminisme, pour aussi certain qu'il soit, est trop lointain et trop complexe pour que tout l'inconnu en puisse être dégagé.

L'influence d'une hérédité plus immédiate est manifestée par ce fait, signalé par les auteurs, que les antécédents héréditaires d'un certain nombre d'hommes de génie offrent des ancêtres de talent exercés dans le même art que leur descendant doit enrichir ou renouveler (1). Il y a donc un acquis, intégré dans la race, comme un point d'appui d'où l'homme de génie repart à de nouveaux progrès, à de nouvelles tentatives. Des habitudes mentales se sont formées, des associations déjà faites, que l'homme de génie utilise et qui sont pour lui un premier bénéfice. On sait que le père de Dostoïewsky était médecin. Et sans vouloir insister sur ce fait, il nous est permis de le retenir, dans cette première partie de l'analyse du génie, qui est comme la distribution à chacun de la part respective qui lui revient.

Les rapports du génie et du milieu ne sont pas moins complexes et difficiles à analyser. C'est l'œuvre de Tolstoï d'avoir montré, en exagérant, que l'homme

(1) GALTON et RIBOT ont noté ce legs héréditaire chez un assez grand nombre d'artistes de génie, musiciens, peintres, poètes, même chez des savants naturalistes et des philosophes. Voir Lombroso, *loc. cit.* p. 204 et sqq.

de génie n'est pas concevable isolé de la foule et que
(pour reprendre une image de Stuart Mill), s'il
voit le premier le soleil, c'est parce que mieux qu'un
autre ou par des circonstances favorables il a su
profiter des mains tendues qui le soulèvent à la
hauteur nécessaire... Mais le génie n'est pas qu'une
imitation même supérieure, la restitution et la mise
au point de l'organisation mentale d'un pays. Il
crée une nouvelle manière de penser ou d'agir, détermine un élan de l'évolution, un progrès, de telle sorte
qu'on doit faire la part d'une action et d'une réaction
réciproques, et peut-être même, dans certains cas,
tenir compte de l'influence secondaire et répercutée
du milieu modifié par le génie, sur ce génie
même (1).

Enfin il y a un facteur individuel, l'origine personnelle de l'inspiration, une faculté d'innovation qui
ajoute à toutes ces influences réunies une valeur
modificatrice du milieu, et fait bénéficier la race d'une
idée nouvelle... L'étude de l'inspiration géniale,
poursuivie et resserrée dans les limites de l'individu,

(1) Au moment d'envoyer ces pages à l'impression, nous trouvons
dans l'ouvrage posthume de Guyau : *l'Art au point de vue sociologique*,
le résumé des rapports du génie et du milieu dans les trois propo-
sitions suivantes : 1º la société réelle préexistante *conditionne* et en
partie suscite le génie ; 2º le génie conçoit une société idéalement
modifiée, un monde de volontés, de passions, d'intelligences qu'il
crée dans son esprit et qui est une spéculation sur le *possible* ;
3º la formation consécutive d'une société nouvelle, celle des admi-
rateurs du génie, qui plus ou moins réalisent en eux, par *imitation*,
son *innovation* (p. 44). Guyau signale que l'influence du milieu va
diminuant à mesure que les sociétés se développent, d'après la
loi établie par Spencer qu'il y a tendance croissante à l'indépendance
individuelle au sein des sociétés de plus en plus civilisées (p. 36).

nous serait-elle moins malaisée ? aboutirait-elle à des résultats plus précis ? Hélas ! la monade, serait-ce la plus modeste et la plus menue, enferme la représentation de tous les mondes possibles... et sa fenêtre qui d'abord avait paru nous sépa rer du monde extérieur et nous borner à un champ d'observation plus restreint, s'ouvre toute grande vers l'infini...

Jusqu'ici, nous avons trouvé dans l'analyse du génie, et dans l'exemple particulier de Dostoïewsky, des matériaux, des ressources, fournis par la race, le milieu, une habitude d'association peut-être héréditaire, un tempérament exceptionnellement riche en sensations, — enregistrées dans le cerveau par l'observation objective ou subjective... Toutes ces opérations supposent déjà un fonctionnement cérébral hypernormal. Mais l'homme de génie n'en reste pas là ; tous ces « dépôts » ne sont pas définitivement enfouis... Il les retrouve plus tard et les utilise. C'est au moment où l'œuvre d'art éclôt, comme une efflorescence de souvenirs lointains soudainement réveillés, qui accourent en foule, une sélection opérée spontanément et sans fatigue. Sans doute toutes ces opérations échappent à l'influence de la volonté, ce travail sourd et profond qu'on appelle l'inspiration demeure en dessous de la claire conscience. L'esprit, en des opérations subconscientes, indistinctes, met en œuvre des sensations qui paraissaient oubliées, des observations qu'on pourrait croire perdues, utilise toutes ces ressources de date plus ou moins ancienne.

Le subconscient entre pour une grande part dans l'œuvre du génie. Du reste, la volonté et l'attention se fatiguent vite à créer des associations d'idées, à rétablir des courants sans cesse interrompus par des distractions incidentes. Il y a des résistances contre lesquelles l'esprit doit lutter, et qui épuisent son énergie. Aussi le nombre des associations d'idées conscientes est-il limité. Examinons au contraire ce qui se passe dans le subconscient ; c'est un travail sous roche, une germination, dont l'évolution n'est point troublée par aucun des actes conscients et volontaires de la vie de relation. Ce sont deux vies distinctes, à tel point que leur distinction peut être sentie comme un dédoublement de la personnalité, la constitution d'un état second (1). Il n'y a pas, dans le subconscient, de lutte, de déviation, d'attention nécessaire. La dépense en énergie est diminuée d'autant.

(1) Nous ferons remarquer ici la grande place que prend le subconscient dans l'œuvre, comme dans la vie de Dostoïewsky, On y trouve un grand nombre de personnalités secondaires embryonnaires qui se subordonnent finalement à l'unité du moi. Raskolnikoff, Svidrigaïloff, Ivan Karamazoff, Hippolyte ont des hallucinations. Tous ces personnages font des rêves. Lui-même avait des hallucinations dans sa jeunesse (il est dommage qu'on ne nous ait pas dit les formes de ces « images objectivées du subconscient »). Il dit quelque part : « Il semble qu'il y ait un autre être dans cet homme et que ce soit cet autre être qui crie. » L'Idiot, après avoir raconté la scène de l'exécution capitale, dont Dostoïewsky avait failli être la victime, avoue : « J'ai vu en songe ces cinq minutes. » Enfin on peut retenir cette habitude de travailler la nuit, c'est-à-dire dans la période d'activité maxima du subconscient.

Cette faculté de se dédoubler, de « sortir de soi » constitue d'ailleurs un des dangers du génie. « A force de dédoubler ou même de multiplier sa personnalité, dit M. Guyau (*loc. cit.*), le génie peut faire que l'artiste se perde un jour lui-même, voie s'effacer la marque distinctive de son moi, se troubler l'équilibre qui constituait sa personnalité saine. Il est des âmes hantées, comme les vieilles maisons, par les fantômes qu'elles ont trop longtemps abrités. »

On pourrait objecter que des associations d'idées à l'infini nuisent, plutôt qu'elles ne servent, à la construction, à la synthèse. Mais ce fut un premier travail de l'observation de négliger les faits secondaires pour ne retenir que les faits essentiels. La construction mentale de l'homme de génie est telle que son esprit, comme averti, choisit, dans l'ensemble des éléments qui lui sont soumis, plus particulièrement ceux qui doivent contribuer à la préparation de son œuvre. Puis au moment même où ces matériaux sont utilisés, l'instinct du génie opère encore un nouveau choix, saisit dans une longue série les faits nécessaires, classe les symptômes en secondaires et essentiels... Le génie n'est donc pas entièrement défini par ces trois termes : 1° un acquis considérable que l'homme de génie résume, dont il est le point convergent ; 2° une mémoire et une association d'idées subconscientes capables de reprendre et de restituer ces matériaux ; 3° une extraordinaire puissance d'observation et de jugement (1). Il y a un quatrième terme : on peut dire, sans faire aucun abus des causes finales, qu'il y a encore comme une prescience, un avertissement préalable, une sélection subconsciente qui, prévoyant un type d'hu-

(1) Ce troisième terme marque la part de l'activité consciente dans l'analyse du génie. « Une théorie exclusive, dit Grasset (*loc. cit.*), est également insoutenable pour placer en O seul, ou dans le polygone seul, le centre de l'inspiration. » A la théorie de l'inspiration automatique et inconsciente soutenue par Chabaneix, Régis, Ribot, etc. Grasset substitue la théorie de l'inspiration acte, à la fois de O et du polygone. « Dans cette collaboration habituelle, dit-il, quel est le rôle plus spécialement dévolu à chacun des psychismes ? O crée, le

manité à venir, guide l'homme de génie dans sa réalisation anticipée.

Même n'est-il pas permis de penser que ce processus conducteur, ce « sens de l'avenir », qui nous semble définir véritablement le génie, possède, aussi bien que tous nos instincts d'hommes normaux, un substratum anatomique, qu'il est le produit de l'activité d'un groupe de cellules nerveuses, qui représentent l'espèce, sa destinée, son progrès, en même façon que chez nous, un autre groupe de cellules retient et schématise cet instinct de conservation qui nous rattache au passé.

Maintenant pourquoi cette structure, ce centre fonctionnel se localise-t-il à tel individu parmi tant d'autres ? Quelle est la loi de l'apparition du génie ? Nous avons dit qu'il y avait là tout un concours de circonstances biologiques, climatériques et sociales qu'il est bien difficile de démontrer pour un cas particulier, et qui aboutissent, suivant un déterminisme dont tout le détail nous est inconnu, à la constitution individuelle du génie.

*
* *

Le génie, ainsi défini, — une définition n'est-

polygone rumine et par suite, contribue puissamment à trouver l'expression. »

L'équilibre est d'ailleurs rompu dans chaque cas particulier en faveur de l'un ou de l'autre psychisme.

M. Guyau (*loc. cit.*) indique aussi cette différence entre le *rêve* et *l'œuvre d'art :* « L'art supérieur, l'art véritable ne commence qu'avec l'introduction du travail, c'est-à-dire de la peine — c'est-à-dire de 0 — dans ce jeu d'abord tout spontané qui était poursuivi non en vue de la réalisation du beau, mais en vue de l'amusement personnel de l'artiste, ou pour mieux dire du joueur. »

elle pas un commencement d'explication ? — nous nous souvenons de la parole de Diderot : « Quand la nature crée un homme de génie, elle lui secoue son flambeau sur la tête et lui dit : Va, sois malheureux ! » nous songeons à ses complications, à sa misère, nous étudions la médaille sur son revers. Ce problème des relations du génie et de la folie demande pour être résolu qu'on épuise la série des questions suivantes : *A*. Y a-t-il des phénomènes morbides liés au génie ? — *B*. En quel rapport sont-ils avec lui ?— *C*. Quels sont-ils ? Peut-on dire qu'ils revêtent des formes particulières ?

A. — Le problème paraît avoir été posé par Aristote. Cicéron traduit dans ses Tusculanes l'observation du philosophe grec : *omnes ingeniosos melancholicos*. Après lui Sénèque disait encore : *nullum ingenium magnum sine mixtura dementiæ*. Cette affirmation, renouvelée en termes éloquents par Diderot, et limitée d'abord à la constatation d'un fait, fut reprise par Lélut (1), Réveillé-Parise (2), Moreau de Tours (3) et Lombroso (4) qui augmentèrent le nombre des observations, et, sans sortir de la formule, voulurent expliquer un terme par l'autre, tantôt la folie par le génie, tantôt et plus souvent le génie par la folie.

Des observations recueillies et accumulées par

(1) Lélut : *le Génie, la Raison et la Folie. Le Démon de Socrate*, Paris, 1855.

(2) Réveillé-Parise : *Physiologie et Hygiène des hommes livrés aux travaux de l'esprit*, 1839.

(3) Moreau de Tours : *la Psychologie morbide dans ses rapports avec la philosophie de l'histoire*, 1859.

(4) Lombroso : *l'Homme de génie*, 2ᵉ édition, 1896.

ces auteurs, il résulte, même en tenant compte de leurs exagérations, qu'on trouve assez fréquemment des tares névropathiques, une apparence anormale du système nerveux, associées au génie. Il s'en faut que cette association soit constante. Lombroso, qui n'est pas suspect de modération, sur 146 philosophes et savants de génie, en signale 40 ayant présenté des tares marquées. Sur 92 grands politiques et hommes d'État, 13. Sur 172 artistes, 30 (1). Il ne cite d'ailleurs dans tout ce nombre que 27 aliénés. Encore conviendrait-il de faire la part du génie et du simple talent, des psychoses évidemment liées au génie et de celles dont la cause est par ailleurs tellement manifeste et déterminante qu'il est inutile de faire intervenir le génie.

Regnard, d'ailleurs, en réduit considérablement le chiffre, après une critique soigneuse et des informations et de l'induction de Lombroso.

Sur le même nombre de philosophes ou savants, d'hommes d'État et d'artistes, il n'admet comme tarés dans le premier groupe que Socrate, Pascal, Schopenhauer, Auguste Comte ; dans le second groupe, le seul Jules César ; dans le troisième que Pétrarque, Le Tasse, Rousseau et Schumann, au lieu des chiffres respectifs de 40, 13 et 30. Il y a sans doute là une réduction excessive. Il ne s'agit pas seulement des hommes de génie manifestement aliénés, mais encore de ceux qui ont présenté des tares névropathiques certaines, en dehors des simples bizarre-

(1) D'après A. REGNARD : Réfutation d'un paradoxe, in *Annales médico-psychologiques*, 1898-1899.

ries ou changements d'humeur. Leur rapport approximatif au nombre total varie, après correction, entre 10 à 12 p. 100. Il y a donc des phénomènes morbides liés au génie.

B. — Cette coïncidence de la supériorité intellectuelle et de la névrose chez un même individu est trop fréquente pour être gratuite : l'esprit humain, habitué à saisir, par le fait d'une coexistence répétée de deux phénomènes, un lien de parenté entre eux, se résoudrait difficilement à ne pas chercher ce rapport entre le génie et les phénomènes morbides qui l'accompagnent.

C'est l'origine du procès pendant, et ce procès n'a que trois solutions possibles :

1° Ou bien *le génie est un effet de la névrose*, la manifestation d'une conscience en dysharmonie, l'expression d'un cerveau en désordre, ce serait une « *forme* » *morbide*.

2° Ou bien *la maladie apparaît comme un déchet*, résultant de l'usure trop vite accrue de certaines cellules nerveuses qui ne se remplacent pas, est comme la *rançon du génie*.

3° Ou bien enfin *l'un et l'autre sont l'aboutissant parallèle d'une construction mentale anormale* dont il restera à déterminer précisément l'anomalie.

1. — Pour ce qui est de la thèse du génie névrose (1),

(1) Nous nous sommes borné dans la critique de cette théorie, à quelques arguments essentiels ou qui se rapportaient directement à notre sujet.

On trouvera d'excellentes critiques et plus étendues de Lombroso, en particulier de sa méthode historique défectueuse, dans le livre de Toulouse sur E. Zola, dans l'étude de **A.** Reguard : Réfutation d'un

névrose sans forme déterminée pour Moreau de Tours,
névrose épileptoïde pour Lombroso, la raison se refuse
à voir dans la plus haute manifestation de l'inteligence
un phénomène morbide, une insuffisance. Sans doute,
comme dit Albert Regnard, « la vérité d'abord, le beau
et le bien s'en tireront ensuite comme ils pourront ».
Mais il n'y a pas d'exemple que la vérité ait jamais
offensé notre aspiration vers le beau, et qu'il faille
consentir à un pareil sacrifice serait une première
raison de douter, de réserver notre adhésion à cette
thèse... Mais la critique soulève d'autres arguments.

La théorie de Lombroso a été très énergiquement
combattue de divers côtés. A. Regnard, dans les
Annales médico - psychologiques ; Lombroso, dans
son *Livre sur Zola*, ont élevé de nombreuse protes-
tations. Nous n'insisterons pas sur la critique de la
méthode de Lombroso et de Moreau de Tours lui-
même, qui pèche fréquemmet par défaut d'exactitude
et de rigueur scientifique. Nous renvoyons aux
ouvrages précédemment cités :

Bien des faits apportés à l'appui de sa thèse demanderaient une vérification. Il y a des assertions gratui-
tes, des exagérations manifestes, des généralisations
hâtives, dont la plus téméraire est assurément celle
qui est la raison d'être de la thèse : « Pour qui connaît la loi binaire ou sérielle de la statistique suivant

paradoxe, dans un travail intéressant de notre ami le Dr Locard
dans les *Archives d'anthopologie criminelle* (n° du 15 juin 1902). Une
discussion approfondie de la théorie de Moreau de Tours dans P. Janet :
l'Automatisme psychologique, etc. Nous mentionnerons enfin la conférence de Grasset sur la supériorité intellectuelle et la névrose.

laquelle aucun phénomène ne se produit qui ne soit l'expression d'une série nombreuse de faits analogues, la fréquence de l'épilepsie chez les grands hommes nous permet d'en soupçonner la diffusion bien plus vaste qu'on ne le croirait tout d'abord, et nous aide à saisir la nature épileptoïde du génie ! » Il nous semble même qu'il y a une contradiction fondamentale à sa théorie, dans ces lignes qui paraissent comme oubliées dans son livre : « La mélancolie, l'abattement, la timidité, l'égoïsme des grands hommes sont la rançon cruelle de l'usure des dons les plus sublimes de l'intelligence, comme les catarrhes utérins, l'impuissance sont le prix des abus de Vénus et les gastrites le prix des abus de la table (1). » Le génie ne peut d'ailleurs pas être considéré comme une névrose dégénérative de nature épileptoïde, un équivalent psychique de l'épilepsie.

« Chez les grands hommes malades, dit Lombroso, la forme convulsive de l'épilepsie est apparue très rarement ; or on sait que les épileptiques dont la convulsion est plus rare présentent l'équivalent psychique, qui est ici la création géniale plus fréquente et plus intense. » Mais l'épilepsie larvée n'est pas reconnaissable qu'à un symptôme. Il faut même, pour affirmer le diagnostic, qu'on en trouve plusieurs réunis : Absences, vertiges, fugues ambulatoires, impulsions incohérentes. « La loi binaire et sérielle de la statistique » ne saurait nous faire voir de l'épilepsie où il n'y en a manifestement pas. Sans doute il y a un certain

(1) LOMBROSO : *l'Homme de génie*, 2ᵉ édition p. 51.

nombre de cas isolés d'épilepsie larvée qui a pu poser
la question. Mais il y en a bien d'autres où les manifestations géniales coexistent avec des crises d'épilepsie convulsive. Ainsi chez César, Dostoïewsky,
Flaubert...

C'est le moment de mettre à profit cette observation de Dostoïewsky lui-même : Il nous dit que son
temps était partagé en deux moitiés bien distinctes :
« une moitié est prise par mon travail qui me nourrit ;
l'autre moitié appartient à ma maladie, aux accès
d'hypocondrie qui me font souffrir (1). » Dans une lettre
il écrit : « J'ai une attaque tous les dix jours, puis j'en
mets cinq à revenir à moi. » Tout ce que ses crises lui
laissent c'est une période de marasme et d'abattement, la sensation qu'il a commis une grande faute.

Sans doute il a des auras intellectuelles, mais ces
auras ne sauraient passer pour des manifestations du
génie. On ne peut rattacher à aucune d'elles sa découverte de l'homme criminel, sa science psychologique
profonde des mentalités morbides.

Quand plus tard, rendu à la santé, le prince réfléchissait
là-dessus, il se disait souvent : « Ces instants fugitifs, où se
manifeste la plus haute conscience de soi-même et par conséquent aussi la vie la plus haute, ne sont dus qu'à la maladie, à la rupture des conditions normales, et, s'il en est
ainsi, il n'y a pas là de vie supérieure, mais une vie de l'ordre
le plus bas. » Ce qui ne l'empêchait pas d'aboutir à une con-
clusion des plus paradoxales : « Qu'importe que ce soit une
maladie, une tension anormale, si le résultat même, — tel
que, revenu à la santé, je me le rappelle et l'analyse, — ren-

(1) Dostoïewsky : **Ma défense**, *loc. cit.*

ferme au plus haut degré l'harmonie et la beauté ; si dans cette minute j'ai une sensation inouïe, insoupçonnée jusqu'alors, de plénitude, d'apaisement, de fusion, dans l'élan d'une prière, avec la plus haute synthèse de la vie ? »

Peut-on mettre ce « galimatias », ainsi que l'appelle d'ailleurs Dostoïewsky lui-même, sur le compte d'une inspiration géniale? D'ailleurs, il ajoute aussitôt après :

N'avait-il pas dans ce moment des visions analogues aux rêves fantastiques et abrutissants que procure l'ivresse du haschich, de l'opium ou du vin ? Ces instants ne se caractérisaient que par l'extraordinaire accroissement du sens intime...

Ainsi tout ce que l'épilepsie est capable de créer, c'est une excitation cérébrale momentanée, d'un ordre inférieur. Elle n'est pas, comme dit Lombroso, un véritable *morbus totiæ substantiæ*. — Le génie n'est pas une névrose épileptoïde.

Pour ce qui est de la thèse plus générale de Moreau de Tours qui est, sinon absolument condamnée, du moins bien atteinte par la critique et la réfutation de Lombroso, M. Grasset fait remarquer que toute exagération d'une fonction n'est pas morbide, elle ne le devient que si elle gêne la fonction normale. Or, peut-on dire que le génie soit un obstacle à la faculté de comprendre et de juger ?

II. *La maladie est un résultat d'hyperactivité fonctionnelle des centres nerveux.* — Ainsi présentée comme une conséquence, la névropathie ne se montre que dans un nombre de cas restreint. Le génie apparaît ainsi comme une cause prédisposante dont l'influence s'ajoute aux prédispositions héréditaires ou accidentelles du milieu. Tout organe qui a un fonctionnement plus actif et surtout plus délicat est prédisposé par là même aux défaillances. Mais il est bien douteux que l'abus du travail intellectuel puisse à lui seul amener la folie. D'autres conditions interviennent :

Le génie peut, par exemple, placer l'homme dans des conditions sociales douloureuses : la supériorité d'un homme sur son temps peut lui rendre l'existence très difficile et devenir ainsi pour lui la cause occasionnelle de certaines douleurs qui amèneraient la folie tout aussi bien chez un autre qui serait soumis aux mêmes conditions. Même on remarquera que beaucoup de cas cités à l'appui de cette thèse, où la maladie apparaît à la fin de la vie, longtemps après l'éclosion du génie, ne sont pas des cas de folie essentielle, *sine materia*, mais avec des lésions méningées ou vasculaires (hémorragie cérébrale), ce qui ne peut être appelé de la maladie mentale que par un abus de termes.

Enfin toutes les considérations ne s'appliquent pas aux cas plus nombreux d'où naît surtout la discussion où les manifestations morbides ont précédé l'apparition du génie.

III. *Le génie et la maladie sont des aboutissants parallèles d'une même construction mentale anormale.* — Nous adoptons cette troisième formule dont

nous nous proposons d'expliquer tous les termes :
maladie, *parallèle*, *anormal*.

C'est aussi le point de vue de Grasset qui en donne
l'explication suivante : il rappelle deux lois connues
de physiologie : 1° la loi suivant laquelle chacun de
nous a un tempérament qui se manifeste à la fois
dans sa vie physiologique et dans sa vie morbide.
L'homme de génie possède un tempérament nerveux
qui se manifeste : dans sa vie physiologique par la
supériorité intellectuelle ; dans sa vie morbide par la
forme nerveuse des maladies qu'il subit, par la
névrose.

2° La loi des localisations cérébrales et de la division du travail cérébral. Quand un homme est à la
fois névrosé et supérieur, il est névrosé par une zone
de son système nerveux et supérieur par une autre.

Ainsi le rapport du génie et de la névrose se trouve
fixé dans l'espace et dans le temps. La question est
mise au point et bien définie.

Pourtant il ne semble pas qu'il n'y ait plus, après
cela, rien à dire. Qu'est ce tempérament nerveux, cette
souche névropathique, cette racine commune d'où
divergent ces deux branches d'ailleurs différentes du
génie et de la folie ? Dans quelle mesure cette supériorité intellectuelle est-elle physiologique et la
névrose pathologique ? C'est ce que maintenant nous
allons essayer d'expliquer.

Pour ce faire, nous sommes obligé, laissant momentanément en suspens la seconde question que nous
nous étions posée (des rapports du génie et de la
névrose), de résoudre la troisième et de nous demander.

C. — Quels sont les états morbides liés au génie, s'il existe des formes morbides particulières qui soient en relation avec lui.

Bajenow (1) reprend la classification des psychoses et considère comme ne pouvant être admises en rapport direct avec le génie : 1° les psychoses par lésion organique acquise du cerveau — c'est-à-dire toutes les variétés de polio, de leuco, de méningo-encéphalite (2) ; la paralysie générale, l'apoplexie, la démence, etc. ; 2° les psychoses aiguës ou chroniques par toxi-infection ; et l'on sait que de plus en plus ce groupe s'étend, qu'on trouve de plus en plus à l'origine de presque toutes les psychoses *sine materia* une intoxication ou une infection, comme paraît l'indiquer la variation inverse de la toxicité du sérum et de l'urine, observée par Régis dans ces cas d'une façon presque constante. Ainsi tous les délires infectieux, la confusion mentale, ainsi toutes les psychoses autotoxiques : thyréogène, cardiaque, des dilatés et des constipés ; ou hétérotoxiques : saturnine, alcoolique, etc.

C'est aux cas où le génie se manifesterait en coïncidence avec l'un ou l'autre de ces états, que l'explication de Grasset convient parfaitement (3).

(1) BAJENOW : Addendum à sa conférence sur Dostoïewsky et Maupassant qui avait déjà fait l'objet d'une lettre à nous adressée, et qui paraîtra dans le numéro de janvier des *Archives d'anthropologie criminelle*.

(2) Classification de Raymond et Lagriffe.

(3) Dans cette catégorie de cas rentrent aussi certaines coïncidences de supériorité intellectuelle et de folie (Ex. Edgard Poë, Hoffmann).

3° Toutes les formes de dégénérescence inférieure ou supérieure (c'est-à-dire toutes les psychoses des dégénérés : fonds commun constitué par une construction cérébrale anormale, un état de déséquilibration constant, des stigmates mentaux permanents auxquels peuvent s'ajouter les phénomènes épisodiques suivants : 1° états de folie lucide ; 2° délire des actes : folie des persécutés persécuteurs, folie morale ; 3° états délirants : délires non systématisés, ou à systématisation limitée sans évolution progressive). Sur ce point il convient d'insister :

M. Magnan s'attache à bien définir la dégénérescence. « C'est, dit-il, l'état pathologique de l'être qui, comparativement à ses générateurs les plus immédiats, est constitutionnellement amoindri dans sa résistance psycho-physique et ne réalise qu'incomplétement les conditions biologiques de la lutte héréditaire pour la vie. Cet amoindrissement qui se traduit par des stigmates permanents est essentiellement progressif, sauf régénération intercurrente ; quand celle-ci fait défaut, il aboutit plus ou moins rapidement à l'anéantissement de l'espèce. C'est un état pathologique et non un état régressif, une anomalie réversive, ainsi que la comprennent certains auteurs. La régression ou réversion serait également un recul vers un état moins parfait, mais un recul vers un état réputé normal, vers une situation de l'être qui possède en lui-même toute l'énergie de résistance nécessaire à son perfectionnement futur. Ce ne serait qu'un retard dans le sens de l'évolution ; ce n'est plus en tout cas la création d'un type morbide qui, s'il est moins parfait, comme le régressif, ne possède plus en lui-même les moyens de se régénérer. » Nous retenons de cette définition que le terme de dégénérescence ne signifie pas régression atavique, mais exclusion de la perfectibilité humaine. Quel que soit le sens auquel on se tienne, le génie ne peut pas être considéré comme lié à des états dégénératifs.

Il semble, en effet, très prématuré, ce rapport qu'on a établi entre la structure mentale supérieure et la mentalité pauvre des tiqueurs, des douteurs, des obsédés, des impulsifs... Il ne suffit pas d'établir qu'un certain nombre d'hommes supérieurs ont eu des bizarreries, il faudrait établir que les hommes ordinaires n'en ont pas. Or, il ne faut pas oublier que les stigmates mentaux et physiques de la dégénérescence se retrouvent dans la vie normale, que leur fréquence est plus grande qu'on n'avait pensé. Ce n'est que la réunion d'un nombre assez imposant de ces stigmates qui emporte le diagnostic. Chez les psychopathiques, du reste, toute la dynamique de l'esprit est troublée. Il y a des images mentales morbides, multiples, incoordonnées, continuellement en insurrection, et qui envahissent et se subordonnent toute la conscience. L'homme de génie, s'il n'a pas toujours la conscience nette et précise du point de départ et de la fin, garde au moins celle des points de repère et de contrôle, et toujours la puissance de synthèse nécessaire pour embrasser dans toute leur complexité les éléments de son invention.

La conviction sur ce point ne peut manquer d'être faite, quand on réfléchit à Destoïewsky. Son œuvre, d'abord, ne présente pas ces stigmates de déséquilibre mental et artistique, contre lesquels Max Nordau déjà nous avait prévenus. Son mysticisme, son sentiment personnel, son réalisme ne sont point justiciables de cette critique d'art, sans doute excessive et quelquefois paradoxale, dont Nordau accable beaucoup d'auteurs contemporains. De véritables signes de dégénérescence, de ceux qui indiquent un arrêt de développement plus ou moins accusé des organes, ou qui tendent à compromettre une fonction, nous n'en trouvons pas chez Dostoïewsky. Il est trop difficile d'établir une limite à la normalité pour qu'on puisse prendre pour des états dégénératifs ses phobies, ses impulsions génésiques, dont son épilepsie suffirait peut-être à nous donner une explication, et d'autre part le déséquilibre ne détermine le diagnostic de dégénérescence que s'il s'agit d'incohérence, d'absence de suite dans les idées et dans les actes, d'altération du sens moral. Or nous savons que Dostoïewsky avait un sens moral très affiné, très « instruit ». On saisira bien la santé intellectuelle de Dostoïewsky et la différence qui le sépare du dégénéré, si l'on réfléchit que chez ce dernier les plus insignifiantes sensations corporelles deviennent, non pas une thèse à interprétation, mais une cause de préoccupations tristes et souvent l'origine d'idées délirantes (1). De telle sorte que si nous devions

(1) Ainsi se manifeste la différence du génie et des productions artistiques de la folie; si l'on compare Dostoïewsky à Edgar Poë ou Hoffmann, on voit qu'à l'un les images mentales morbides servent à constituer des types de malades scientifiquement exacts, aux autres des interprétations délirantes de leurs sensations.

classer Dostoïewsky dans une des catégories établies par Magnan, ce serait non pas dans le groupe des prédisposés maximum avec dégénérescence, mais dans celui des prédisposés simples chez lesquels « le fonctionnement du cerveau est normal, mais vulnérable et qui ne font du délire que par l'intervention nécessaire de conditions étiologiques puissantes, et qui lorsqu'ils délirent, font des folies périodiques, ou des psychonévroses » (1).

Ainsi par l'élimination successive de toutes les autres formes de psychoses nous sommes amené aux deux derniers groupes. Bajenow pense que si, comme il est probable, il existe des « formes » morbides liées au génie, ce sont les formes périodiques ou les formes paroxystiques. Il l'admet à titre d'hypothèse et ajoute : Il s'agit de le prouver, ce qui est plus difficile. Mais il nous semble que le raisonnement qui précède est une première preuve par exclusion. En second lieu, nous avons montré que Dostoïewsky entrait dans cette catégorie des psychonévrosés. Il faut seulement pour que cette hypothèse se vérifie, souhaiter que ce genre d'études se généralise. Lorsqu'on aura étudié la mentalité d'un grand nombre d'hommes de génie, on aura ainsi des faits précis qui permettront d'admettre ou de rejeter définitivement cette hypothèse, de pénétrer plus avant dans le laboratoire secret du génie.

(1) Il faut remarquer : 1º que des conditions étiologiques d'une puissance indéniable comme l'événement de 1849 ont « préservé » Dostoïewsky de la folie ; 2º que c'est bien dans le sens d'une psychonévrose, la psychose épileptique, qu'il semblait plutôt orienté... « J'ai peur que mes crises ne me fassent devenir fou. »

Ainsi, dans la mesure où nous le permet l'état de nos connaissances actuelles, la question des formes morbides liées au génie est provisoirement résolue.

Reprenons donc le rapport de ces formes morbides avec le génie. Il reste en effet à définir deux autres termes dans la formule que nous avons adoptée : « aboutissants parallèles » et « construction cérébrale anormale ».

Avec Bajenow, avec M. le professeur Lacassagne, nous reprenons le terme de « progénéré » qui paraît avoir échappé à la plume de Richet dans la préface de l'*Homme de Génie* de Lombroso (1).

M. Lacassagne, dans une formule grosse de développements, disait : « Le cerveau de l'homme de génie est le cerveau de l'avenir (1) » et M. Bajenow, appliquant à la psychologie la loi de l'évolution, nous écrit : « Je conclus en interprétant le génie comme une forme supérieure, hypertypique de la mentalité humaine, se présentant actuellement avec certains symptômes pathologiques parce que, n'étant qu'une ébauche par anticipation d'un type psychique supérieur — qui sera normal à un degré beaucoup plus élevé de l'échelle évolutionniste — elle ne saurait être qu'incomplète à certains égards et défectueuse. Pourquoi donc ne pas parler plutôt de progénérescence que de dégénérescence ? »

(1) Richet : Préface de *l'Homme de génie*, 2ᵐᵉ édition, p. 8.
(2) Lacassagne : *L'évolution de la médecine légale et les théories modernes de la criminalité* (conférence aux Amis de l'Université, 24 janvier 1897).

Le terme de dégénérescence supérieure paraît en effet connoter chez l'homme de génie deux courants, l'un qui l'emporte vers l'avenir, l'autre qui le retient au passé ou plutôt, selon la définition même de Magnan, qui le condamne au néant. Ne vaut-il pas mieux se représenter ces deux courants, orientés tous deux vers l'avenir, mais plus ou moins accordés, plus ou moins vite, d'où les discordances, les anomalies actuelles. C'est dans ce sens que l'on peut interpréter le mot de Gœthe : « Le génie n'est en rapport avec son temps que par ses défauts. » Le génie, en effet, s'il se met hors du milieu, ne se met pas hors de la race ; il la perfectionne, marque une étape de progrès. Que les grands hommes soient stériles ou n'engendrent que des produits imparfaits, nous n'y voyons pas un signe de dégénérescence (1). La nature se refuse à des transitions trop brusques, à des progrès trop rapides.

L'évolution biologique est lente. Comme le dit Bajenow, elle a mis deux mille siècles pour parcourir la distance relativement courte qui sépare l'homme du Neanderthal, de Spy ou de Cannstadt, de l'homme actuel (2).

(1) Cette explication du génie nous permet encore d'interpréter le misonéisme des grands hommes : l'effort vers le nouveau, s'il n'est pas complet, s'il ne se produit que dans le domaine de l'intelligence et non dans celui des habitudes ou du sentiment (voir plus loin) est compensé dans cet ordre par un légitime instinct de conservation qui garde ses points d'appui et s'y retient.

(2) Le *Pithecanthropus erectus* qu'Eugène Dubois découvrait à Java en 1894 et qui fut au congrès de Leyde l'objet d'une vive discussion à la suite de laquelle on admit que ses débris fossiles étaient les

L'avenir n'est sans doute pas aux fils des grands hommes parce que nous ne compterions plus les étapes, nous irions à pas de géants vers le terme final et incertain de l'humanité !

Le rôle de l'homme de génie est, en réalisant un type d'intelligence qui apparaîtra à son heure, de prévoir ce temps plus ou moins prochain, d'accoutumer ses contemporains à se prémunir contre les changements qu'il annonce, à se préparer à des conditions d'existence meilleure. Le génie, c'est, en quelque sorte, un de ces accidents heureux du darwinisme, l'analogue de la fourrure qui permet aux animaux de se protéger contre le froid (1).

Donc, selon le train normal de l'humanité, l'esprit et l'organisme évoluent parallèlement, — suivant une marche lente — mais si l'esprit, soit par un accident heureux, soit en vertu de lois inconnues, d'un déterminisme non défini, réalise un type d'intelligence encore lointain, de deux choses l'une : ou l'organisme suit, s'adapte a ces conditions nerveuses

restes d'une forme de passage encore inconnue entre l'homme et le singe, est encore antérieur aux crânes de Spy et date de l'époque tertiaire ! (Haeckel : *Origines de l'homme*, 1900.)

(1) Ce chapitre était terminé et ce passage écrit quand nous avons retrouvé au moment de l'impression, dans un ouvrage de M. Guyau, que nous n'avions jamais lu : *L'art au point de vue sociologique*, la même idée exprimée presque dans les mêmes termes : « Selon nous, le génie est une modification accidentelle des facultés et de leurs organes dans un sens favorable à la nouveauté, à l'invention de choses nouvelles ; une fois produit, cet accident heureux n'aboutit pas à une transmission héréditaire et physique, mais il introduit dans le monde des idées ou des sentiments, des types nouveaux. » (P. 31). Plus loin, Guyau compare le génie à quelques « accidents heureux » du darwinisme.

G. Loygue.

12

nouvelles, et nous avons, dans l'homme de génie sain, comme le spectacle d'une humanité future en raccourci, — ou bien il ne s'affranchit pas de ce qu'on pourrait appeler ses « préjugés » physiologiques, il ressasse des habitudes héréditaires, il reste en retard. Il y a des forces nerveuses en excès, inutilisables dans le milieu actuel, et la névrose (épilepsie ou autre) apparaît comme un déclanchement de ces forces. S'il y a une psychose du génie, on voit que ce n'est ni la substance du génie elle-même, ni sa condition, ni son effet direct, tout au plus son apparence. L'on voit aussi que cette psychose, pour ainsi dire spécifique, ne doit exister que chez les génies véritables, qui portent en eux notre destinée.

CONCLUSIONS

I. — Dostoïewsky s'offre lui-même au médecin comme sujet d'observation en affirmant « qu'être trop conscient, c'est être malade ». Du reste il appartient au médecin seul de faire la psychologie d'un épileptique qui est en même temps un homme de génie, et de formuler des conclusions sur le rapport qu'on peut établir entre ces deux « anomalies ».

Un premier fait à signaler, qui ressort très nettement de cette étude et qui avait été indiqué par de nombreux auteurs, c'est la part considérable d'autobiographie documentaire que renferment les romans de Dostoïewsky d'où résultent : 1° la constatation d'un caractère psychique important ; 2° la possibilité d'atteindre la mentalité de cet écrivain par l'étude attentive de son œuvre.

II. — L'observation des antécédents héréditaires et personnels et des conditions d'existence montre un déterminisme morbide pressant. Il est difficile de préciser l'influence du milieu sur l'individu. Il semble que ce soit un ensemble de causes plutôt occasionnelles que déterminantes. Cependant il est des circonstances qui paraissent avoir préservé Dostoïewsky d'une déroute mentale imminente.

III. — L'étude du sentiment, du caractère, de l'intelligence permet d'établir progressivement un dualisme marqué entre l'épilepsie et le génie.

L'épilepsie groupe autour d'elle tous les phénomènes de déficit : phobies, impulsions génésiques morbides, obsessions, troubles du sentiment, bizarreries du caractère, lacunes intellectuelles. Au génie, qui apparaît encore comme une sauvegarde, on doit la portée superbe de l'œuvre.

IV. — L'analyse psychologique et physiologique du génie reste, à l'heure actuelle, impuissante à en définir le déterminisme d'une façon complète et détaillée... Il y a des conditions qui tiennent à la race, à l'hérédité, au milieu physique et social, à l'individu. L'inspiration géniale participe des centres psychiques supérieur (O) et inférieur ou automatique (polygone).

Une explication « finaliste » nous satisfait mieux :

a) Peut-être le génie ou sens de l'avenir est-il la fonction d'un centre anatomique accidentellement réalisé.

b) Pour ce qui est des relations du génie et de la névrose dont la fréquence relative prouve qu'elle ne sont pas contingentes, il n'y a pas entre eux un rapport de simple coexistence, non plus que de causalité :

Le génie ne peut être considéré ni comme un dérivé, ni comme un équivalent de la névrose, pas plus que la maladie comme un simple déchet, un phénomène d'épuisement.

En appliquant à l'esprit la loi de l'évolution, on en vient à considérer le génie comme la réalisation anticipée d'un type supérieur d'humanité ou d'intelligence qui n'apparaîtra, normal et adapté à une existence nouvelle, qu'à un stade ultérieur de l'évolution. La maladie résulte de l'inadaptation du génie aux conditions actuelles qui ne permettent qu'une ébauche imparfaite de ce type futur d'humanité. C'est la « guenille » d'un génie véritable mais incomplet.

BIBLIOGRAPHIE

D' Albert REGNARD. — Réfutation d'un paradoxe, *Annales médico-psychologiques*, 1898-1899.

D' LOCARD. — *Archives d'Anthropologie criminelle*, Revue latine, juin 1903.

D' BAJENOW. — Dostoïewsky et Maupassant (Conférence), *Arch. d'Anthr. crim.*, 15 janvier 1903.

ARVÈDE BARINE. — Un grand écrivain : Dostoïewsky, *Revue Bleue*, 27 décembre 1884.

CHABANEIX. — Le subconscient dans les œuvres de l'esprit et chez leurs auteurs, thèse de Bordeaux, 1897-1898.

DESCARTES. — Traité des Passions.

DOSTOÏEWSKY. — Correspondance. Journal d'un écrivain (en russe). A.-S. Souvorine, édit.

    Ouvrages traduits, Plon et Nourrit, éditeurs :

— Crime et Châtiment (trad. Derely).

— Souvenir de la Maison des Morts (trad. Neyroud).

— L'Idiot (trad. Dérely).

— Les Possédés (trad. Dérely).

— Les frères Karamazoff (trad. Halpérine-Kaminsky et Morice).

— Humiliés et offensés (trad. Ed. Humbert).

— Les Pauvres Gens (trad. Derély).

— Krotkaïa, le petit Héros (trad. E. Halpérine).

— Le Joueur et les Nuits blanches (trad. E. Halpérine).

— Le Rêve de l'Oncle (trad. E. Halpérine, Kaminsky).

— L'Esprit souterrain (trad. Halpérine et Ch. Morice).

— Celle d'un autre (trad. E. Halpérine, Kaminsky).

— L'Eternel Mari (trad. de Mᵐᵉ Nina Halpérine-Kaminsky).

    Ernest Flammarion, éditeur :

— Ame d'enfant (trad. Et. Halpérine-Kaminsky).

DOSTOÏEWSKY. — Les Précoces (trad. E. Halpérine-Kaminsky).
— Ma défense, *Revue de Paris*, 1" octobre 1898.

FÉRÉ. — La Pathologie des Emotions, Paris, 1892.
— Les épilepsies et les épileptiques, Paris, 1890.

ENRICO FERRI. — Les Criminels dans l'Art et la Littérature.

FLEICHSIG. — L'Âme et le cerveau, les frontières de la santé et de
la maladie mentale.

GRASSET. — La supériorité intellectuelle et la névrose, in-4° vol. de
cliniques, Montpellier, 1903.
— Le spiritisme devant la science, in-4° vol. de cliniques.
Montpellier, 1903.

GUYAU. — L'art au point de vue sociologique, Paris, 1889.

HŒCKEL. — Etat actuel de nos connaissances sur l'origine de
l'homme, Paris, 1900.

JOLLY (Henri). — Psychologie des grands hommes, 1883.

JANET (Pierre). — L'automatisme psychologique. Essai de psychologie expérimentale sur les formes inférieures de l'activité
humaine (Paris, 1889-1894).

KOVALEVSKY (Sophie). — Souvenirs d'enfance.

LACASSAGNE. — L'évolution de la médecine légale et les théories modernes de la criminalité (conférence), 24 janvier 1897.

LÉLUT. — Le génie, la raison et la folie, le démon de Socrate,
Paris, 1855.

LEROY-BEAULIEU (Anatole). — L'empire des Tzars et les Russes,
Paris, 1890.

LOMBROSO. — L'homme de génie, 2° édition, 1896.

MAGNAN ET LEGRAIN. — Les dégénérés, Paris Rueff et C", 1895.

MANTEGAZZA. — De la névrose des grands hommes, 1881.

MAUDSLEY. — Crime et folie.

MEREJKOWSKY. — Tolstoï et Dostoïewsky, 1903.

MICHAÏLOWSKY. — Un talent cruel (en russe).

MOREAU DE TOURS. — La psychologie morbide dans ses rapports
avec la philosophie de l'histoire, 1859.

MOREL. — Traité des dégénérescences physiques, intellectuelles et
morales de l'espèce humaine, 1857.

NORDAU (Max). — Dégénérescence, 2 vol.
— Psycho-physiologie du talent et du génie.

PITRES ET RÉGIS. — Obsessions et impulsions, Paris, O. Doin, 1902.

RÉVEILLÉ-PARISE. — Physiologie et hygiène des hommes livrés aux
travaux de l'esprit, Paris, 1839.

RIBOT. — L'Hérédité psychologique.
— Les maladies de la volonté.
— Les maladies de la personnalité.
— Psychologie des sentiments.

SEAILLES. — Essai sur le génie dans l'art, 1883.

SÉGALEN. — L'observation médicale chez les écrivains natura'istes, thèse le Bordeaux, 1901-1902.

STRANNIK (Ivan). — La pensée russe contemporaine, 1903.

TOULOUSE. — Emile Zola. Enquête médico-psychologique sur les rapports de la supériorité intellectuelle avec la névropathie, Paris, 1896.

TSCHISCH. — Dostoïewsky psycho-pathologue (en russe).
    — Les criminels de Dostoïewsky (congrès d'Anthropologie criminelle d'Amsterdam, 1901).

VASCHIDE ET VURPAS. — L'image mentale morbide, in *Revue de médecine*, novembre-décembre 1902.

Vte E. M. DE VOGUÉ. — Le roman russe, Paris, 1897.

WALISZEWSKI. — Littérature russe, Paris, 1900.

TABLE DES MATIÈRES

LYON

IMPRIMERIE A. STORCK ET Cⁱᵉ

Rue de la Méditerranée, 8

9 782329 571294